utb 6011

Eine Arbeitsgemeinschaft der Verlage

Brill | Schöningh – Fink · Paderborn
Brill | Vandenhoeck & Ruprecht · Göttingen – Böhlau · Wien · Köln
Verlag Barbara Budrich · Opladen · Toronto
facultas · Wien
Haupt Verlag · Bern
Verlag Julius Klinkhardt · Bad Heilbrunn
Mohr Siebeck · Tübingen
Narr Francke Attempto Verlag – expert verlag · Tübingen
Psychiatrie Verlag · Köln
Ernst Reinhardt Verlag · München
transcript Verlag · Bielefeld
Verlag Eugen Ulmer · Stuttgart
UVK Verlag · München
Waxmann · Münster · New York
wbv Publikation · Bielefeld
Wochenschau Verlag · Frankfurt am Main

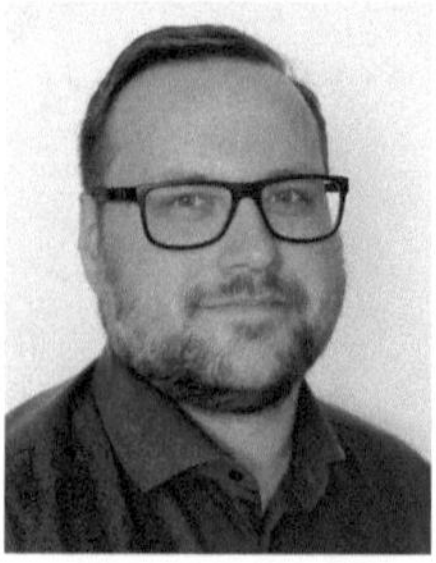

Paul Weber ist examinierter Gesundheits- und Krankenpfleger sowie studierter Medizinpädagoge. Seit 2017 ist er Honorardozent an verschiedenen Berufs(-fach)- sowie Hochschulen.

Paul Weber

Grundwissen Krankheitslehre

zum Einstieg in Studium und Praxis
mit eLearning-Kurs

UVK Verlag · München

Umschlagabbildung: © upixa · iStockphoto
Autorenbild: © privat

Bibliografische Information der Deutschen Nationalbibliothek
Die Deutsche Nationalbibliothek verzeichnet diese Publikation in der Deutschen Nationalbibliografie; detaillierte bibliografische Daten sind im Internet über http://dnb.dnb.de abrufbar.

DOI: https://doi.org/10.36198/9783838560113

– ein Unternehmen der Narr Francke Attempto Verlag GmbH + Co. KG
Dischingerweg 5 · D-72070 Tübingen

Internet: www.narr.de
eMail: info@narr.de

Einbandgestaltung: siegel konzeption | gestaltung
CPI books GmbH, Leck

utb-Nr. 6011
ISBN 978-3-8252-6011-8 (Print)
ISBN 978-3-8385-6011-3 (ePDF)
ISBN 978-3-8364-6011-8 (ePub)

MIX
Papier aus verantwortungsvollen Quellen
FSC www.fsc.org FSC® C083411

Inhalt

Vorwort

Krankheiten und ihre Behandlung sind ein komplexes und vielschichtiges Thema, das für Menschen in Studium und Ausbildung – beispielsweise in Gesundheitsfachberufen, einschließlich Pflege- und Therapieberufen, sowie für angehende Ärzt:innen, aber nicht zuletzt auch für Gesundheitswissenschaftler:innen und -manager:innen von größter Bedeutung sind.

Mit diesem Buch haben Sie eine kompakte und verständliche Zusammenstellung allgemeiner sowie spezifischer Kenntnisse über die Krankheitslehre – kurz gesagt das *Grudnwissen* – in den Händen. Ich empfehle Ihnen, liebe Leser:innen, die Lektüre in dieser Kapitelreihenfolge zu lesen, da die Kapitel inhaltlich sinnvoll aufeinander aufbauen.

Durch die didaktische Reduktion auf das Wesentliche und die klare Strukturierung des Buches werden Sie in der Lage sein, sich ein umfassendes Verständnis über Krankheiten und deren Ursachen, Symptome und Behandlungsmöglichkeiten zu erwerben.

Diese Kenntnisse sind für alle im Gesundheitsbereich, einschließlich der Pflege- und Therapieberufen unerlässlich, um eine effektive und patientenorientierte Pflege zu gewährleisten bzw. um diese zu verstehen.

Ich hoffe, dass dieses Buch für Sie eine nützliche und informative Ressource sein wird, die Sie bei Ihrer Arbeit im Gesundheitsbereich unterstützt und Ihnen eine solide Grundlage für Ihre zukünftige Karriere bietet. Ich wünsche Ihnen viel Freude bei der Lektüre und auf Ihrem Weg.

Leipzig, Juni 2023

Paul Weber

Hinweis zum Buch

eLearning-Kurs

Zu diesem Buch gibt es einen ergänzenden eLearning-Kurs

Mithilfe des Kurses können Sie online überprüfen, inwieweit Sie die Themen des Buches verinnerlicht haben. Gleichzeitig festigt die Wiederholung in Quiz-Form den Lernstoff.

Der eLearning-Kurs kann Ihnen dabei helfen, sich gezielt auf Prüfungssituationen vorzubereiten.

Der eLearning-Kurs ist eng mit vorliegendem Buch verknüpft. Sie finden im Folgenden zu den wichtigen Kapiteln QR-Codes, die Sie direkt zum dazu gehörigen Fragenkomplex bringen. Andersherum erhalten Sie innerhalb des eLearning-Kurses am Ende eines Fragendurchlaufs neben der Auswertung der Lernstandskontrolle auch konkrete Hinweise, wo Sie das Thema bei Bedarf genauer nachlesen bzw. vertiefen können. Diese enge Verzahnung von Buch und eLearning-Kurs soll Ihnen dabei helfen, unkompliziert zwischen den Medien zu wechseln, und unterstützt so einen gezielten Lernfortschritt.

Didaktik

Im Buch sind zentrale Inhalte in Boxen hervorgehoben: etwa **Lernziele**, **Beispiele** und **Wissenswertes**. Sehr wichtige Inhalte sind mit dem Begriff **CAVE** (lateinisch für „hüte dich“) gekennzeichnet, der aus der medizinischen Fachsprache stammt. Zu Beginn eines Kapitels finden Sie auch stets einen Überblick über die wichtigsten **Schlagworte** des Kapitels.

Haftungsausschluss

Die Medizin unterliegt einem ständigen Wandel, sodass einzelne Angaben in diesem Buch bereits nicht mehr dem aktuellen Stand des Wissens entsprechen können. Alle medizinischen Inhalte wurden sorgfältig recherchiert, stellen aber lediglich Informationen zur Orientierung in der Berufsausbildung dar. Dieses Buch ersetzt keinesfalls eine individuelle Beratung, Diagnostik oder gar Therapie durch fachkompetente Behandelnde.

Bei Anwendung eines der genannten Medikamente obliegt es jedem Benutzenden, durch sorgfältige Prüfung der Packungsbeilage, Indikation, Dosierung und mögliche Kontraindikationen zu prüfen und im Zweifelsfall einen Spezialisten zu konsultieren. Autor und Verlag appellieren an die Leser:innen, eventuell vorhandene Fehler dem Verlag mitzuteilen. Für Schäden, die aus der Anwendung der hier dargestellten Inhalte und aus dem Verzicht auf Inanspruchnahme kompetenter Behandelnder resultieren, wird somit keinerlei Haftung übernommen. Geschützte Warennamen (Warenzeichen) werden nicht besonders kenntlich gemacht. Aus dem Fehlen eines solchen Hinweises kann also nicht geschlossen werden, dass es sich um einen freien Warennamen handelt.

Abkürzungen, die Sie kennen sollten

EBV	Epstein-Bar-Virus
EKG	Elektrokardiogramm
cm	Zentimeter (Längeneinheit)
COPD	chronisch-obstruktive Lungenerkrankung
CT	Computertomographie
g	Gramm (Gewichtseinheit)
Hb	Hämoglobin
HPV	humanes Papillomvirus
kg	Kilogramm (Gewichtseinheit)
KHK	koronare Herzkrankheit
mg/dl	Milligramm pro Deziliter
ml	Milliliter (Volumeneinheit)
mmhg	Millimeter-Quecksilbersäule (Druckeinheit)
mmol/l	Millimol pro Liter
MRT	Magnetresonanztomographie
pAVK	periphere arterielle Verschlusskrankheit
PNS	peripheres Nervensystem
T_3	Liothyronin (Schilddrüsenhormon)
T_4	Levothyroxin (Schilddrüsenhormon)
ZNS	zentrales Nervensystem

Organe, die Sie kennen sollten

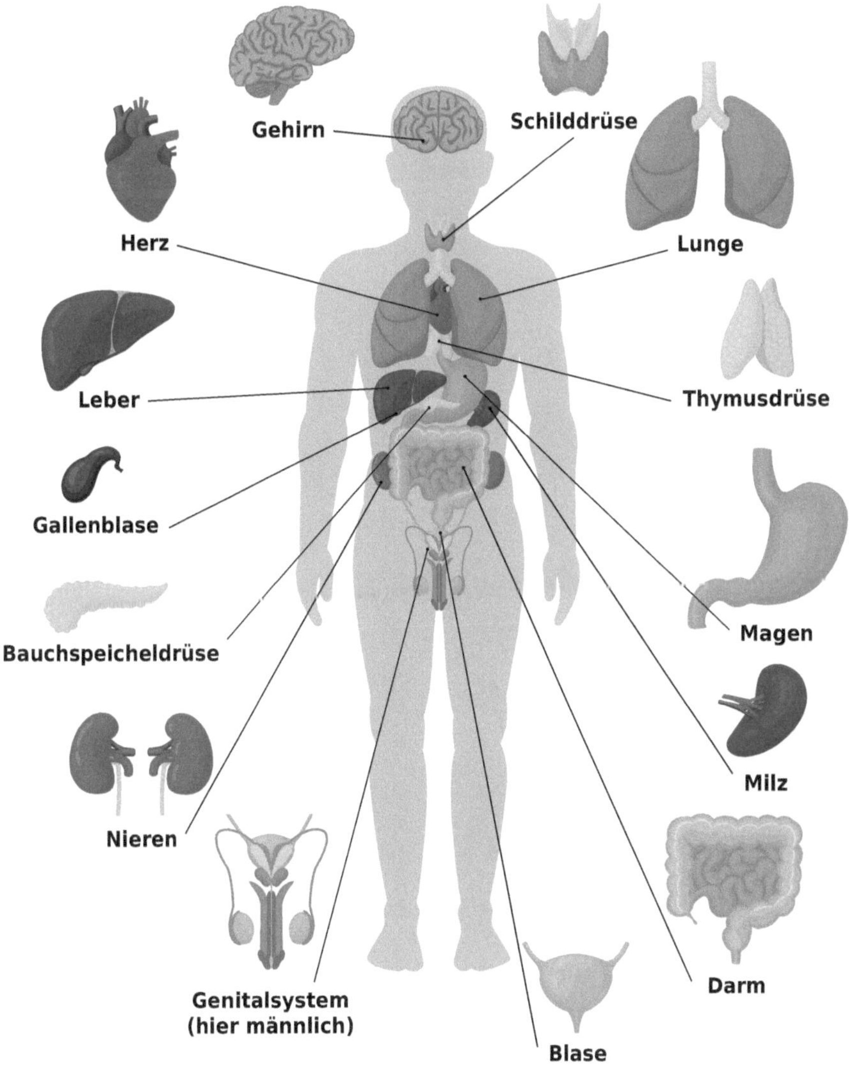

1 Gesundheit, Krankheit, Alterung und Tod

Die Lernfragen zu diesem Kapitel finden Sie unter:
https://narr.kwaest.io/s/1119

Lernziele | In diesem Kapitel lernen Sie ...

- die wichtigsten Grundbegriffe der Krankheitslehre kennen.
- Symptom und Syndrom zu unterscheiden.
- Krankheitsursachen nach äußeren und inneren zu charakterisieren.
- unterschiedliche Verlaufsformen von Krankheiten kennen.
- die möglichen Ausgänge von Krankheiten kennen.
- was Entzündungen sind und was diese bedeuten.
- woran man Entzündungen erkennt.
- Wunden zu beschreiben und die physiologische Wundheilung zu verstehen.
- Tumore und ihre Entstehung zu verstehen.

Wichtige Begriffe in diesem Kapitel | Pathologie, Krankheit, Ätiologie, Pathogenese, Disposition, Biopsie, Autopsie, Resistenz, Morbidität, Komorbidität, Inzidenz, Mortalität, Letalität, Symptom, Syndrom, Krankheitsursachen (endogen/exogen), Krankheitsursachen (innere/äußere), Krankheitsverlaufsformen (akut, chronisch, akut-rezidivierend, chronisch mit Exazerbation und Remission), Heilung und Rezidiv, Entzündungspathologie, Wundlehre, Wundheilung, Tumor

1.1 Grundbegriffe und Entstehung von Krankheiten

Es gibt Grundbegriffe, die müssen ärztliches sowie medizinisches und pflegerisches Fachpersonal gleichermaßen beherrschen. Auf die wichtigsten soll hier eingegangen werden.

Krankheiten erkennen

Der Begriff **Pathologie** zählt dazu. Er setzt sich aus den beiden griechischen Worten *pathos* (Leiden) und *logos* (Lehre) zusammen. Er beinhaltet Krankheitsvorgänge und Krankheitszustände und untersucht Veränderungen an Zellen, Geweben und Organen. Die Pathologie bedient sich zwei verschiedener Untersuchungsmethoden – der Biospie und der Autopsie. Die **Biopsie** wird am lebenden, die **Autopsie** hingegen am verstorbenen Menschen durchgeführt und stellt Krankheiten fest.

Die Krankheit selbst ist ein Prozess einer Gesundheitsstörung. Sie stört das Gleichgewicht des Organismus oder seiner Teile in Bau und Funktion. Eine Krankheit kann neben physischen auch mit psychischen Störungen einhergehen. Die **Ätiologie** stellt die Lehre der Krankheitsursachen dar, sie lässt sich in endogene (genetisch bedingt) und exogene (umweltbedingt) Ätiologie unterscheiden. Die **Pathogenese** stellt den Entstehungsmechanismus einer Erkrankung dar, wobei die **Disposition** auf die Bereitschaft für eine bestimmte Erkrankung bei einem Menschen eingeht. Auf diese Disposition können genetische Faktoren aber auch das Geschlecht, das Alter oder Begleiterkrankungen (sog. Komorbiditäten) Einfluss nehmen.

Krankheiten messen

Die **Resistenz** stellt die Widerstandskraft eines Menschen gegen bestimmte Krankheiten oder Krankheitserreger dar. Aus der Krankheitshäufigkeit, also der Anzahl der Personen, die an einer bestimmten Krankheit (pro 100.000 Einwohner) leiden, ergibt sich schließlich die Morbidität.

Die **Inzidenz** ist die Zahl der Neufälle einer bestimmten Krankheit. Die **Mortalität** geht auf die Zahl der Todesfälle an einer bestimmten Krankheit bezogen auf die Gesamtbevölkerung ein. Das Verhältnis der Zahl der Erkrankten zur Zahl der Verstorbenen zeigt die **Letalität** auf.

Symptome und Syndrome unterscheiden

Symptome sind Krankheitszeichen. Diese können sichtbar (z. B. Verfärbung der Haut), tastbar (bei Schwellungen oder Wassereinlagerungen), hörbar (Herzgeräusche, Geräusche beim Atmen) und messbar mit besonderen Methoden (z. B. bildgebende Verfahren wie Röntgen, CT, MRT) sein. Sie werden unterschieden in

- objektive Symptome (durch Untersuchungen festgestellt),
- subjektive Symptome (durch den Patienten bzw. die Patientin bemerkt),
- charakteristische Symptome (typische Krankheitszeichen einer bestimmten Erkrankung),
- uncharakteristische Symptome (Zeichen einer allgemeinen Gesundheitsstörung wie beispielsweise Schwitzen oder Übelkeit).

Miteinander verwandt, aber nicht zu verwechseln, sind die Begriffe Symptom und Syndrom. Ein **Symptom** ist das Zeichen einer Krankheit, ein **Syndrom** ein Komplex aus Symptomen, welcher eine bestimmte Krankheit auszeichnet.

Beispiel | Ein Beispiel hierfür ist die Krankheit *Morbus Basedow* (*morbus* lateinisch für Krankheit). Diese Krankheit ist durch drei Symptome gekennzeichnet, welche ein Syndrom bilden: Strumabildung (Vergrößerung der Schilddrüse), Tachykardie (Herzschlag über 100 Schläge pro Minute) und Exophtalmus (Herausragen des Augapfels).

Krankheitsursachen bestimmen

Auch Krankheitsursachen lassen sich systematisieren. Hier wird zwischen äußeren und inneren unterschieden:

- **Äußere Krankheitsursachen** sind eher beeinflussbar. Sie können gesellschaftlich sein, so liegt in Industrieländern beispielsweise häufiger Übergewicht und erhöhter Blutdruck vor als beispielsweise in Schwellenländern. Sie können aber auch am Arbeitsplatz lauern und sich aus der Arbeitssituation, der Arbeitszeit oder der falschen Ernährung am Arbeitsplatz ergeben. Auch aus der Umwelt, etwa in Bezug auf das Wohnumfeld oder die dortige Lärmbelästigung, können äußere Krankheitsursachen resultieren. Dies gilt auch für den individuellen Lebensstil eines Menschen – der z. B. durch Essgewohnheiten, Rauchen oder Extremsport gekennzeichnet ist. Nicht zu vernachlässigen sind daneben auch Mikroorganismen. Besonders Bakterien, Viren oder Pilze zählen deswegen auch zu den äußeren Krankheitsursachen.
- **Innere Krankheitsursachen** sind kaum bis gar nicht beeinflussbar. Sie ergeben sich aus dem Alterungsprozess und besonders aus der Genetik.

1.2 Verlaufsformen und Ausgänge von Krankheiten

Krankheitsverlaufsformen verstehen

Es lassen sich vier verschiedene Verlaufsformen von Krankheiten unterscheiden:

- **Akuter Krankheitsverlauf:** Typisch für den akuten Krankheitsverlauf ist eine zunehmende Schwere des Krankheitsbildes. Das Zeitfenster kann dabei Stunden, Tage, Wochen, Monate oder gar Jahre sein.

  Beispiel | Herzinfarkt oder Schlaganfall.

- **Chronischer Krankheitsverlauf:** Beim chronischen Verlauf schreitet die Krankheit allmählich fort. Oft kommt es lange zu keinerlei bemerkbaren Beschwerden bei der betroffenen Person. Später kommt es zum Auftreten subjektiver Krankheitsgefühle, die nicht selten bis zum Tod der betroffenen Person bestehen und sich verstärken.

  Beispiel | chronisch-obstruktive Lungenkrankheiten (COPD)

- **Akut-rezidivierender Krankheitsverlauf:** Als Rezidiv bezeichnet man das erneute Auftreten einer Krankheit. Im Zusammenhang mit Krankheitsverläufen bedeutet der Begriff, dass nach einem akuten Beginn ein chronischer Verlauf bis zum Tod folgt.

  Beispiel | nach einem Schlaganfall (akut auftretendes Ereignis) und dessen Behandlung dann eine chronische Lähmung und Sprachstörung

- **Chronischer Krankheitsverlauf mit Exazerbation und Remission:** Diese Verlaufsform ist durch Verschlechterungen bzw. Verschlimmerungen (Exazerbationen) des Zustandes sowie vorübergehende Verbesserungen (Remissionen) gekennzeichnet, ohne dass die Krankheit komplett ausheilt. So haben Patient:innen, die an allergischem Asthma leiden, phasenweise gar keine Symptome, während es Zeiten gibt, in der sich Asthmaanfälle häufen.

Beispiel | allergisches Asthma

Ausgänge von Krankheiten kennen

Es lassen sich vier verschiedene Ausgangsmöglichkeiten von Krankheiten unterscheiden: die **Heilung**, das **Rezidiv**, das **Leiden** und der **Tod**.

Im Idealfall kann eine Krankheit ausheilen. Die **Heilung** wird im Allgemeinen als *Sanatio* bezeichnet und kann in zwei verschiedenen Formen auftreten. *Restitutio ad integrum* ist die vollständige Wiederherstellung des Urzustandes, hingegen ist die Defektheilung das Vorliegen eines Defektes, welcher den Betroffenen nicht weiter behindert (z. B. eine Narbe).

Nicht selten kommt es bei Krankheiten zu einem **Rezidiv.** Wie bereits beschrieben ist ein Rezidiv das Wiederauftreten der gleichen Erkrankung nach einem zeitlichen Abstand.

Kommt es nach einer Erkrankung zu einem irreparablen Defekt, so wird der Betroffene stets Folgen spüren, er wird also darunter leiden. Das **Leid** wird im Griechischen als *pathos* und im Lateinischen als *vitium* bezeichnet.

1.3 Entzündungspathologie

Eine **Entzündung** ist die Summe der Reaktionen der Blutgefäße und des Gewebes sowie des Gesamtorganismus auf einen Entzündungsreiz. Einer entzündlichen Reaktion geht also eine Reizung voraus.

Ursachen der Reizreaktion

Es lassen sich hierbei etwa sechs verschiedene Ursachen dieser Reizreaktion unterscheiden. Zum einen gibt es mechanische Ursachen, die sich vor allem in stumpfen (z. B. beim Stoßen des Kopfes) oder scharfen Schädigungen (z. B. Stich- oder Schnittwunde) darstellen.

Im klinischen Alltag spielen u. a. chemische Ursachen eine Rolle, wenn beispielsweise Injektionsflüssigkeit oder Blut außerhalb der Blutbahn vorkommt, oder Pfleger:innen in Kontakt mit ätzenden Flüssigkeiten, wie Desinfektionsmittel oder Reinigungsmittel, in Berührung kommen.

Darüber hinaus spielen thermische Ursachen, im Sinne von Verbrennungen, Verbrühungen oder Erfrierungen, eine Rolle.

Überempfindlichkeitsreaktionen, wie beispielsweise Asthma oder Heuschnupfen, sind genau wie immunologische Reaktionen bei Rheuma und Krankheitserregern, Entzündungsreize. Bei Krankheitserregern unterscheidet man stets vier verschiedene Arten: Bakterien, Viren, Pilze und Protozoen.

Symptome von Entzündungen

Um sich mit der Krankheitslehre auseinanderzusetzen, ist es unabdingbar, die fünf Kardinalsymptome der Entzündungen zu kennen. Diese sind:

- **Überwärmung** oder Calor, welche aufgrund der gesteigerten Durchblutung (Hyperämie) entsteht.
- **Rötung** oder Rubor, welche aus eben jenem Grund entsteht.
- **Schwellung** oder Tumor, welche durch die Bildung von entzündlichen Ödemen (Wasseransammlungen) und einer Vermehrung von Bindegewebe sichtbar wird.
- **Schmerz** oder Dolor, welcher durch die Reizung der Nozizeptoren (Schmerzrezeptoren) durch eben jene Ödeme entsteht.
- **Funktionsverlust** oder Functiolaesa, welcher durch die Zerstörung von Zellen und/oder einer schmerzbedingten Schonhaltung entsteht.

Die Entzündung ist eine vielseitige pathologische Reaktion, welche zum einen aus der Gewebs- und Zellschädigung des Entzündungsreizes und zum anderen aus der lokalen Reaktion des Gewebes und der Blutgefäße besteht.

Wie schwer eine Entzündung verläuft und wie diese sich ausbreitet, hängt von verschiedenen Faktoren ab. Die allgemeine Widerstandskraft des Organismus spielt hierbei eine entscheidende Rolle. Ist der Organismus geschwächt, beispielsweise durch eine bestehende Infektion, so kann dieser weitere Reize nur unzureichend verkraften. Die allgemeine Widerstandskraft ist stets in Abhängigkeit zu dem Alter, dem Ernährungszustand, den Komorbiditäten und der Immunitätslage einer Person zu sehen. Darüber hinaus ist es wichtig, die Art der Schädigung sowie die Lokalisation der Entzündung, die Ausbreitungsgeschwindigkeit und die Virulenz der Erreger im Körper zu betrachten.

Wissen | Virulenz
Ist der Grad der Pathogenität von Mikroorganismen.

Einteilung der Entzündungen

Die Entzündungen lassen sich auf verschiedene Art und Weise einteilen: nach zeitlichem Verlauf und nach der Beschaffenheit des entzündlichen Exsudates.

Form	Ablauf
perakute Entzündung (z. B. Cholera, Ebola)	plötzlicher Beginn, Dauer oft nur wenige Tage, kurzer dramatischer Verlauf, führt oft in kurzer Zeit zum Tod
akute Entzündung (z. B. Pneumonie)	plötzlicher Beginn, kurzer stadienhafter Verlauf, Dauer allgemein weniger als 3 Wochen
subakute Entzündung (z. B. Nierenbeckenentzündung)	Beginn nicht genau festlegbar, Dauer mehrere Wochen, weniger dramatischer Verlauf, Heilung oft unsicher
chronische Entzündung (z. B. COPD, Morbus Crohn)	kann sowohl aus einer akuten Entzündung hervorgehen als auch schleichend beginnen, Verlauf über langen Zeitraum (oft lebenslang), kann auch in Schüben auftreten, eine Defektheilung ist möglich

Tabelle 1: Einteilung nach zeitlichem Verlauf

seröse Entzündung	• vorwiegend aus Blutserum bestehendes Exsudat (eiweißreich und fibrinarm) • oftmals Durchgangsstadium zu anderen Entzündungsformen • Bsp.: Brandblasen, Ergüsse in Gelenke
schleimige Entzündung	• Exsudat besteht aus Schleimzellen und Epithelzellen • kommt nur auf Schleimhautoberflächen vor • Bsp.: Schnupfen, Magenschleimhautentzündung

eitrige Entzündung	• fast immer durch Bakterien hervorgerufen • Exsudat besteht vorwiegend aus neutrophilen Granulozyten (eine Form der weißen Blutkörperchen) • häufig als Abszess (mit Eiter gefüllter, abgekapselter Hohlraum) oder Phlegmone (Eiter breitet sich diffus im Bindegewebe aus)
fibrinöse Entzündung	• Exsudat besteht aus Blutplasma • tritt an Schleimhäuten und in Körperhöhlen auf • Bsp.: rheumatische Erkrankungen
hämorrhagische Entzündung	• Exsudat enthält größere Mengen an Erythrozyten (rote Blutkörperchen) • sehr selten
granulomatöse Entzündung	• chronische Entzündung mit der Bildung kleiner Knötchen • Bsp.: Tuberkulose

Tabelle 2: Einteilung nach Beschaffenheit des entzündlichen Exsudates

CAVE | Die akute Entzündung ist von der chronischen Entzündung zu unterscheiden. Die akute Entzündung ist durch die Art der Exsudation gekennzeichnet. Bei der chronischen Entzündung spielt die Exsudation nur noch eine untergeordnete Rolle, vielmehr steht eine Proliferation (Gewebsvermehrung) im Vordergrund. Aus diesem Grund ist chronisch entzündetes Gewebe stets gefährdet zu mutieren.

1.4 Wundlehre

Die **Wunde** ist eine mehr oder weniger große Gewebedurchtrennung der äußeren Haut, der Schleimhaut und der Oberfläche von Organen mit unterschiedlichem Schweregrad. Die Einteilung der Wunden erfolgt nach den Ursachen in mechanische, thermische und chemische Wunden.

Mechanische Wunden

Mechanische Wunden sind die häufigste Wundart und können sich in verschiedenen Formen darstellen.

Die häufigste und gleichzeitig ungefährlichste mechanische Wunde ist die **Schürfwunde**. Kaum jemand erlitt noch nie eine Schürfwunde. Sie entsteht in der Regel durch Stürze und stellt medizinisch eine oberflächliche Verletzung der Epithelschicht dar, wobei durch die Eröffnung kleinerer Blutgefäße punktförmige Blutungen entstehen. Durch diesen sofort einsetzenden Spüleffekt weist die Schürfwunde einen sehr geringen Grad an Infektionen auf.

Ebenfalls nicht selten sind **Schnitt- und Stichwunden**. Vor allem die Stichwunde stellt im klinischen Alltag eine häufige Verletzung dar. Im Gegensatz zur Schnittwunde weist die Stichwunde einen relativ hohen Infektionsgrad auf, welcher wiederum von Gegenstand und Tiefe des Einstichs abhängig ist.

Zu den mechanischen Wunden zählen ebenfalls Platzwunden und Quetschwunden. **Platzwunden** treten häufig am Kopf auf. Sie sind auf eine starke Prellung (Kontusion) des Gewebes zurückzuführen, bei der die Haut im Zentrum der Gewalteinwirkung platzt. Typisch für eine Platzwunde ist eine starke Blutung. Der **Quetschwunde** geht ebenfalls eine Gewalteinwirkung voraus. Diese ist jedoch stumpf und es kommt zur Bildung von größeren Wundtaschen, welche mit Blut gefüllt sind. Dies nimmt die betroffene Person in der Regel als Hämatom (Bluterguss) wahr. Zu beachten gilt hierbei, das größere Hämatome eine große Infektionsgefahr darstellen, sodass diese bei Bedarf chirurgisch geöffnet und entfernt werden müssen.

Zu den schwereren, mechanischen Verletzungen zählt die **Ablederung**. Diese wird am Rumpf (Oberkörper) und den Extremitäten (Arme und Beine) als *Décollement* und am Kopf als Skalpierung bezeichnet. Es werden durch Schwerkrafteinwirkung große Hautpartien von tiefliegenden Weichteilschichten abgetrennt.

Ebenfalls zu den mechanischen Wunden zählen **Kratzwunden und Bisswunden**, welche in der Regel von Tieren verursacht werden, jedoch ebenso durch Menschen möglich sind. Diese Verletzungen können je nach Größe und Art des Tieres unterschiedlich schwer ausfallen. Vor allem bei Bisswunden besteht Tollwutgefahr.

Immer häufiger zu verzeichnende mechanischen Wunden sind die **Schusswunden**. Diese unterteilen sich in Streifschuss-, Steckschuss- und Durchschusswunden und sind stets mit einem sofortigen Kompressionsverband zu versorgen.

Die schwerste mechanische Verletzung ist die **Pfählungsverletzung**. Diese bezeichnet das Eindringen von pfahlähnlichen Gegenständen in den Körper, welche stets operativ entfernt werden müssen.

Thermische Wunden

Thermische Wunden umfassen Verbrennungen, Verbrühungen, Blitz- und Stromschläge sowie Unterkühlungen und Erfrierungen. Im Folgenden wird vor allem auf Verbrennungen und Verbrühungen eingegangen, da diese im Gesamtkontext der Krankheitslehre einen höheren Stellenwert einnehmen.

Verbrennungen und **Verbrühungen** sind Gewebsschädigungen durch Hitzeeinwirkung durch entweder direkten Kontakt mit (z. B. einem heißen Gegenstand oder einer Flüssigkeit) oder Hitzestrahlung.

CAVE | Ab einer Gewebstemperatur von 56 Grad Celsius wird das Körpereiweiß irreversibel geschädigt. Diesen Prozess nennt man Proteindenaturierung.

Die **Prognose** bzw. die Heilungschancen nach Verbrennungen sind vom allgemeinen Zustand, insbesondere auch vom Alter, der betroffenen Person und eventuellen Komorbiditäten abhängig. Erkrankungen, die Einfluss auf die Wundheilung nehmen können, vor allem Diabetes mellitus und sämtliche Infektionskrankheiten, wirken negativ auf die letztliche Prognose.

Wissen | Grade bei Verbrennungswunden

Verbrennungswunden werden vor allem nach ihrer Tiefenausdehnung klassifiziert und dabei in vier Grade eingeteilt.

- **Grad I:** Ist gekennzeichnet durch eine Rötung, wobei die Hautanhangsgebilde (Haare, Nägel und Drüsen) vollständig erhalten sind. Die betroffene Stelle ist sehr schmerzempfindlich und wird am besten mit kalten Spülungen und einem kühlenden Verband versorgt. In der Regel kommt es innerhalb einer Woche zu einer vollständigen Ausheilung, sodass keine Narbe zurückbleibt.

- **Grad IIa:** Ist gekennzeichnet durch eine oberflächliche Blasenbildung, wobei die Hautanhangsgebilde nur teilweise erhalten sind. Ebenso ist die betroffene Stelle sehr schmerzhaft und wird durch Kühlung und dem Abtragen bzw. Öffnen der Blasen behandelt. Die Heilungsdauer beträgt etwa zwei Wochen und eine geringe Narbenbildung ist möglich.
- **Grad IIb:** Dieser Grad ähnelt dem vorangegangenen, unterscheidet sich aber darin, dass die Blasen tiefgehend sind und die Hautanhangsgebilde teilweise zerstört sind.
- **Grad III:** Ist gekennzeichnet durch die Entstehung von Nekrosen (abgestorbenes Gewebe), die durch ihre braun-schwarze Farbe gekennzeichnet sind. Die Hautanhangsgebilde sind komplett zerstört und der Schmerz ist ohne die Gabe von Schmerzmitteln, die sogenannte Analgesie, nicht aushaltbar. Die Therapie kann nach einer kalten Spülung kombiniert oder alternativ mit einer operativen Abtragung der Nekrosen und dem Trockenhalten der Wunde fortgeführt werden. Die Heilungsdauer kann mitunter mehrere Monate betragen, jedoch bleibt definitiv eine ausgedehnte Narbenbildung zurück. Die Narben können sich hierbei als Schrumpfgewebe oder Keloid (übermäßiges Wachstum) zeigen.
- **Grad IV:** Ist gekennzeichnet durch eine „Verkohlung“ und der kompletten Zerstörung aller Hautschichten, inklusive Muskeln, Nerven und teilweise auch der Knochen.

Die Verbrennungskrankheit

Die **Verbrennungskrankheit** ist eine globale Reaktion des gesamten Organismus auf eine großflächige und tiefe Verbrennung. Sie verläuft in drei zeitlich nacheinander ablaufenden Phasen. Die Dauer der einzelnen Phasen ist hierbei variabel.

- **Exsudationsphase** (1. bis 3. Tag)
  Die Exsudationsphase, gelegentlich auch als Schockphase bezeichnet, ist gekennzeichnet durch eine **Hypovolämie** (Verminderung der Blutmenge bzw. des Blutplasmas). Die betroffene Person verliert nach der Verbrennung erhebliche Mengen an Flüssigkeit, Elektrolyten und Eiwei-

ßen. Dieser Verlust erfolgt über ausgedehnte Wundflächen nach außen (Verdunstung und Wundsekretion) und durch geschädigte Blutgefäße nach innen, was zu einer **Ödembildung** führt. Das Kreislaufvolumen ist somit reduziert und die besagte Hypovolämie entsteht.
Symptomatisch macht sich dies durch eine Kreislaufdepression, welche durch einen abfallenden Blutdruck und eine häufig erhöhte Herzfrequenz gekennzeichnet ist, bemerkbar. Diese Kreislaufdepression stellt eine erhebliche Stresssituation für den gesamten Körper dar, welcher mit einer Oligurie (verminderte Harnausscheidung) und einer Azidose (Übersäuerung) reagiert. Die verminderte Ausscheidung führt dazu, dass bestimmte harnpflichtige Substanzen, welche eigentlich ausgeschieden werden sollten, im Körper verbleiben und eine Vergiftungsreaktion hervorrufen. Die Ödembildung kann im schlimmsten Fall das Gehirn betreffen, ein Hirnödem entsteht. Dieses Hirnödem kann, je nach Ausprägung, zu Brechreiz, Kopfschmerz, Bewusstseinseintrübungen, Paresen (Lähmungen) oder Krampfanfällen führen.

- **Intoxikationsphase** (4. bis 8. Tag)
  Im Gegensatz zur Exsudationsphase, ist diese Phase durch eine **Hypervolämie** gekennzeichnet. Die Ödeme bilden sich zurück und führen zu einem Rückstau zum Herz, was für das Herz eine starke Belastung darstellt. Des Weiteren besteht eine massive Gefahr einer Wundinfektion, welche zur Einschwemmung von Toxinen führen kann, was zu einem toxischen Schock und zur Schädigung sämtlicher Organsysteme führen kann. Der Körper unterliegt einem massiven Kalorienverbrauch, sodass es zu einer Katabolie (gesteigerter Katabolsimus) kommt. Nicht selten verbrauchen Patient:innen in diesem Zustand etwa 5.000 Kalorien am Tag.

CAVE | Der Katabolismus ist der Abbau von Stoffwechselprodukten zu kleineren Molekülen, um diese dem Körper zur Energiegewinnung nutzbar zu machen.

- **Reparationsphase** (ab dem 8. Tag bis zur Heilung)
  Die Reparationsphase ist gekennzeichnet durch Normalisierung aller Prozesse im Organismus. Jedoch können auch jetzt noch Wundinfekte, aber vor allem Sekundärinfekte, wie eine Pneumonie (Lungenentzündung), auftreten.

Chemische Wunden

Chemische Wunden sind Verätzungen durch Säuren und Laugen. Der Grad der Schädigung variiert mit der Substanz, der Substanzmenge und der Kontaktdauer mit dem Gewebe.

Die meisten Verätzungen sind thermische Reaktionen und werden wie diese behandelt. Im Vordergrund der Therapie aller Verätzungen steht die möglichst zeitnahe Spülung.

Wundformen

Je nach Art der verletzenden Einwirkung, und wie schwer diese ist, kommt es zur Entstehung unterschiedlicher **Wundformen**.

Die unterschiedlichen Wundformen dienen der allgemeinen Beschreibung einer Wunde. Zunächst kann man die Verletzungen in **geschlossene Wunden**, welche keine Verbindung zur Außenwelt aufweisen, und **offene Wunden**, welche eine Verbindung zur Außenwelt haben, differenzieren. So stellt beispielsweise eine Fraktur (Knochenbruch), die den Weichteilmantel nicht durchtrennt, eine geschlossen Wunde dar, wohingegen eine Schnittverletzung mit einem Messer eine Durchtrennung der Haut und somit eine offene Wunde ist.

Wie bereits beschrieben sind die **Schürfwunden** die häufigsten mechanischen Verletzungen. Schürfwunden sind oberflächliche Hautverletzungen und werden als oberflächliche Wunden beschrieben. Das Gegenteil der oberflächlichen Wunde ist die **komplizierte Wunde**. Sie ist dadurch charakterisiert, dass sie tiefreichend Gewebe schädigt und andere Organe, Sehnen, Bänder und Nerven in Mitleidenschaft zieht.

Durch schweres Trauma (Unfälle) kann es zur teilweisen oder vollständigen Abtrennung von Gliedmaßen oder Gliedmaßenteilen kommen. Dies wird als **traumatische Amputation** bezeichnet.

Wundheilung

Der Organismus ist stets bemüht, eine Gewebsverletzung so schnell wie möglich ausheilen zu lassen. Die Gesamtheit dieser Maßnahmen wird als **Wundheilung** bezeichnet.

Auch hier ist die Prognose der Heilungschancen von Faktoren wie Alter und Komorbiditäten abhängig. Hinzu kommt, dass die Lokalisation und

Entstehung der Verletzung sowie die Keimbelastung und die Durchblutung eine Rolle spielen.

CAVE | Die Heilungschancen sämtlicher Erkrankungen des Menschen sind stets vom aktuellen Zustand der Patient:in abhängig. Zum Zustand zählen immer das Alter, Begleiterkrankungen und Faktoren wie Ernährungszustand und die allgemeine körperliche Verfassung.

So heilen operativ verursachte Wunden am besten, da diese unter **sterilen Bedingungen** verursacht werden, glatte Wundränder aufweisen und in der Regel gut durchblutet sind.

Im Allgemeinen unterscheidet man zwei verschiedene Wundheilungsformen. Die primäre und die sekundäre Wundheilung.

Die **primäre Wundheilung** umfasst die Adaption (Zusammenführung) der Wundränder und das Schließen der Wunde mit Naht, Klammern, Kleber oder Klebestreifen. Die Wunde heilt damit primär und hinterlässt eine nur schmale Narbe, sofern keine Infektion entsteht. Die Wunde heilt ohne Granulationsgewebe (neugebildetes Bindegewebe) und es gibt keine Sekret- oder Eiteransammlungen.

CAVE | Ein primärer Wundverschluss ist nur möglich, wenn die Verletzung nicht älter als sechs Stunden ist. Wunden die älter als sechs Stunden sind gelten stets als kontaminiert!

Sollte die Wunde älter als 6 Stunden sein, so ist ein vorheriges **Wunddebridement**, auch als Wundrandexzision (nach Friedrich) bezeichnet, indiziert. Dieses Debridement dient dem Vergrößern und Begradigen der Wundränder, außerdem wird die Wunde gespült. Anschließend erfolgt der oben beschriebene, primäre Verschluss.

Verschmutzte und infektionsgefährdete Wunden bleiben offen. Sie verschließen sich durch Granulationsgewebe und heilen **sekundär** mit breiter Narbe. In der Regel wird die Wunde zum Offenhalten regelmäßig gespült.

CAVE | Beim Spülen einer Wunde ist Vorsicht geboten, da unter Umständen die Wunde vergrößert werden könnte. Es muss stets ohne Druck gespült werden und die Wunde feucht austamponiert werden.

Die Phasen der Wundheilung

Die Wundheilung wird in drei ineinander übergehende Phasen unterteilt.

- **Exsudationsphase** (Phase der Wundsäuberung)
  Die Exsudationsphase beginnt direkt nach dem Ereignis und kann unter Umständen bis zu 5 Tage andauern. Direkt nach dem verletzenden Ereignis kommt es zu einer physiologischen Blutstillung durch Verklebung des Fibrins. Der entstandene Defekt füllt sich mit Blut und Sekret. Im Nachgang kommt es zur Bildung von Schorf, welcher die Wunde vor Austrocknung und Infektionen schützt. Unter dem Schorf beginnt der Körper mit der Phagozytose, bei der Granulozyten mithilfe der Phagozyten restliche Gewebstrümmer vernichten.
- **proliferative Phase** (Phase des Zell- und Gewebswachstums)
  Diese Phase schließt sich der Exsudationsphase an und kann unter Umständen bis zum 14. Tag nach der Verletzung andauern. Der Defekt wird allmählich mit Granulationsgewebe aufgefüllt und erhält ein rosafarbenes Aussehen und eine körnige Oberfläche. Das gebildete Bindegewebe schrumpft, wodurch die Wunde kleiner wird. Von den Wundrändern aus bildet sich allmählich ein neues Deckepithel.
- **reparative Phase** (Phase der Narbenbildung)
  Je nach Wundgröße kann diese letzte Phase bis zu mehreren Monaten andauern. Die Wunde verschließt sich komplett und erreicht bald eine hohe Belastbarkeit. Im Idealfall kommt es zu einer Regeneration, d. h. zur vollständigen Wiederherstellung des Urzustandes (z. B. bei Schleimhäuten), was aber nicht immer möglich ist. In diesem Fall verfestigt sich das Bindegewebe zu Narbengewebe.

CAVE | Eine Narbe ist ein bindegewebiger Ersatz eines Defektes. Narbengewebe weist nur etwa 80 % der Funktionalität von herkömmlichem Gewebe auf.

Faktoren der Wundheilung

Verschiedene lokale und allgemeine Faktoren wirken entweder heilungsfördernd oder -hemmend.

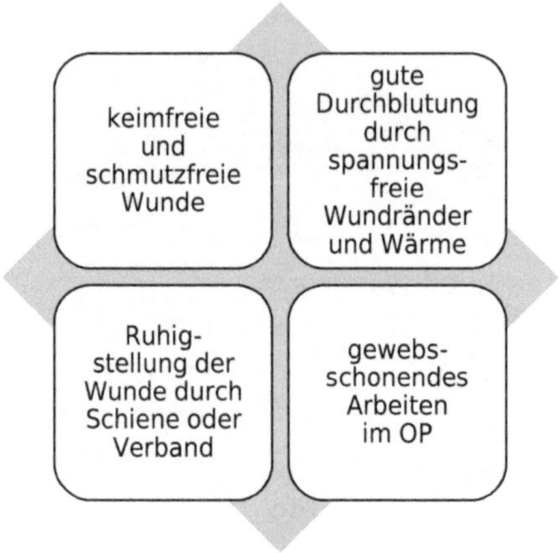
keimfreie und schmutzfreie Wunde
gute Durchblutung durch spannungsfreie Wundränder und Wärme
Ruhigstellung der Wunde durch Schiene oder Verband
gewebsschonendes Arbeiten im OP

Abbildung 1: Heilungsfördernde lokale Faktoren

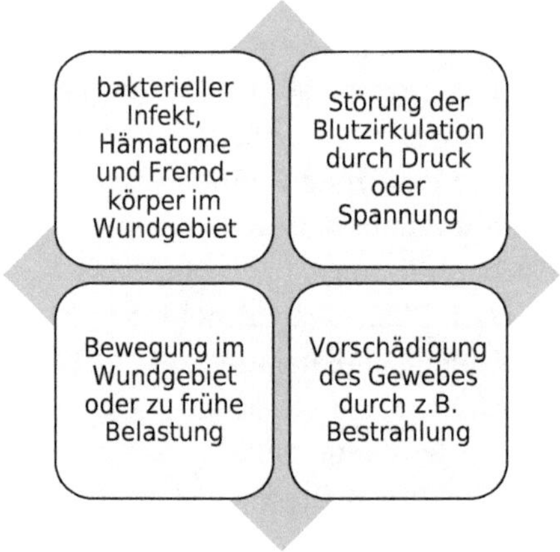
bakterieller Infekt, Hämatome und Fremdkörper im Wundgebiet
Störung der Blutzirkulation durch Druck oder Spannung
Bewegung im Wundgebiet oder zu frühe Belastung
Vorschädigung des Gewebes durch z.B. Bestrahlung

Abbildung 2: Heilungshemmende lokale Faktoren

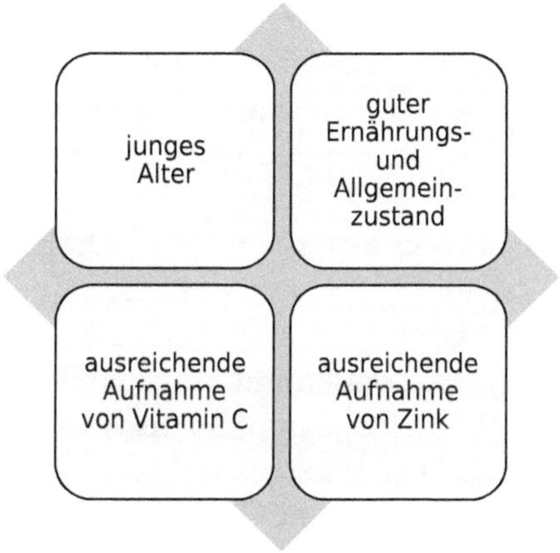

Abbildung 3: Heilungsfördernde allgemeine Faktoren

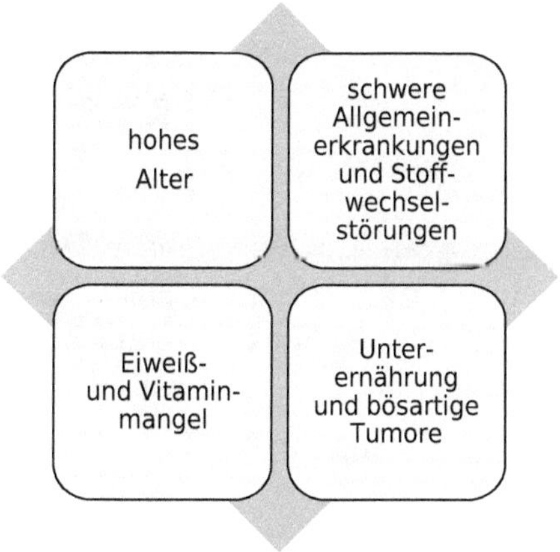
hohes Alter
schwere Allgemein- erkrankungen und Stoff- wechsel- störungen
Eiweiß- und Vitamin- mangel
Unter- ernährung und bösartige Tumore

Abbildung 4: Heilungshemmende allgemeine Faktoren

Wundheilungsstörung und Komplikationen

Die Heilung einer primär verschlossenen Wunde kann unter Umständen Komplikationen entwickeln.

Eine klinisch häufig vorkommende Komplikation ist das **Hämatom** (Bluterguss). Der Bluterguss ist anfänglich tiefblau, was durch die Gerinnung des Blutes zustande kommt. Ein Hämatom entsteht zumeist durch Nachblutungen aus kleineren Gefäßen im Wundbereich. Symptomatisch zeigt es sich durch Schwellung, Schmerzen und die beschriebene Verfärbung. Normalerweise heilt das Hämatom spontan innerhalb einer Woche ab, bei großflächigen Hämatomen kann es jedoch unter Umständen notwendig sein, dieses chirurgisch zu entfernen, eine sogenannte **Hämatomausräumung** durchzuführen.

Die Wundheilung wird ebenfalls negativ beeinflusst, wenn sich Bakterien vermehren, die in jeder Gelegenheitswunde vorkommen (z. B. Staphylokokken, Streptokokken oder Enterokokken). Diesen Vorgang nennt man **Infektion**. Es kommt zu einer eitrigen Exsudation mit der Bildung eines Abszesses oder der Entstehung einer Phlegmone. Symptomatisch zeigt sich eine Infektion in den klassischen Zeichen der Entzündung (siehe 1.3 Entzündungspathologie) und wird therapeutisch durch Öffnung des primären Verschlusses, Entfernung des Eiters, Spülung des Wundgebietes und dem entweder Offenhalten der Wunde oder der Anlage einer Drainage versorgt.

CAVE | Ein **Abszess** ist eine Ansammlung von Eiter in einer Kapsel. Der Unterschied zur **Phlegmone** besteht darin, dass die Phlegmone ohne Kapsel diffus wächst.

Gelegentlich kommt es zu **Wundehiszenzen**. Das Wiederaufreißen einer primär verschlossenen Wunde durch einen Wunddeffekt steht meistens im Zusammenhang mit Übergewicht, Diabetes mellitus, Eiweißmangel und einer aktuell laufenden Chemotherapie.

1.5 Tumorlehre

Die Tumorlehre wird unter dem Begriff **Onkologie** („Lehre von den Geschwülsten“) zusammengefasst. Der Begriff **Tumor** hat zahlreiche Synonyme, darunter Geschwulst, Neubildung und *Neoplasie*. Ein Tumor ist eine autonom (eigenständig) und progressiv (fortschreitend) wachsende Neubildung von körpereigenen Zellen. Das Wachstum erfolgt hierbei weitgehend losgelöst von übergeordneten Steuer- und Regulationsmechanismen des Organismus.

Gutartige und bösartige Tumore

Um Tumore zu verstehen ist es essenziell, die Unterschiede zwischen benignen (gutartigen) und malignen (bösartigen) Tumoren zu verstehen.

Benigne Tumore zeichnen sich durch ein verdrängendes, oder auch expansives, Wachstum aus. Das bedeutet, dass der gutartige Tumor umliegendes Gewebe und Blutgefäße nicht zerstört und nicht in entsprechende Organe einbricht, sodass keine Metastasierung möglich ist. Der benigne Tumor ist durch eine Art „Kapsel" scharf begrenzt.

Maligne Tumore zeichnen sich durch ein invasives und destruierendes Wachstum aus. Der bösartige Tumor ist unscharf begrenzt und bricht in umliegendes Gewebe und Blutgefäße ein, sodass die Gefahr der Metastasierung omnipräsent ist.

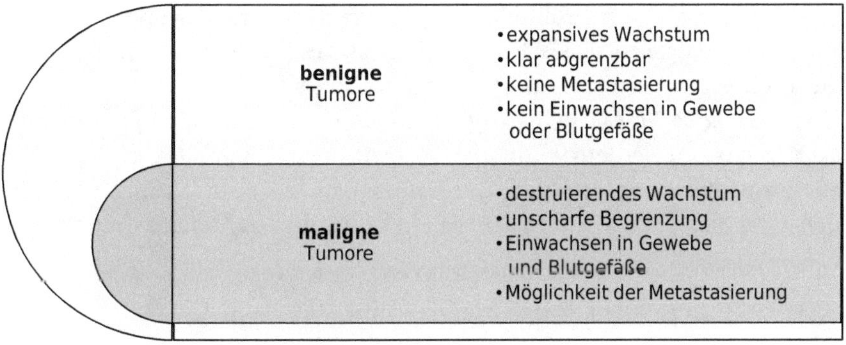

Abbildung 5: Benigne und maligne Tumore

Bezeichnung von Tumoren

Alle Tumore werden nach einer sogenannten **histogenetischen Systematik** bezeichnet, d. h. sie werden nach dem Gewebe bezeichnet, aus welchem sie hervorgegangen sind („Muttergewebe"). Tumore enden immer auf der Endung „om", wobei Karzinome und Sarkome immer bösartig sind. Als Karzinome werden Tumore bezeichnet, die aus Epithelgewebe bestehen. Sarkome sind Tumore, welche aus Mesenchymalgewebe bestehen.

Beispiele| **Lipome** sind gutartige Fettgewebstumore. Wären diese bösartig, würden diese als **Liposarkome** bezeichnet werden.
Beispiele| **Adenome** sind gutartige Drüsengewebstumore. Wären diese bösartig, würden diese als **Adenokarzinome** bezeichnet werden.

Metastasierung

Die **Metastasierung** ist die Entwicklung von Tochtergeschwülsten nach der Verschleppung von Zellen der Primärgeschwulst an eine andere Stelle im Körper. Die Metastasierung erfolgt phasenweise nachdem der bösartige Primärtumor in ein Blut- oder Lymphgefäß eingewachsen ist und dort Zellen abgesondert hat. Diese Zellen werden über das entsprechende Gefäß verschleppt, wobei ein Großteil der Zellen zerstört wird. An einer beliebigen Gefäßwand haften die Geschwulstzellen an und infiltrieren diese, sodass eine Tochtergeschwulst, eine Metastase entsteht.

Der häufigste **Metastasierungsweg** ist der Weg über die Lymphbahnen des Körpers. Außerdem kann die Metastasierung hämatogen, also über das Blutgefäßsystem, erfolgen. Der hämatogene Metastasierungsweg weist noch zwei Subtypen auf: den arteriellen und venösen Metastasierungsweg.

CAVE | Arterien transportieren das Blut stets vom Herzen weg und Venen transportieren das Blut in Richtung Herz.

Über die arterielle Metastasierung gelangen die Geschwulstzellen über die linke Herzhälfte in das Zentralnervensystem, das Skelett, die Leber und die Niere. Über die venöse Metastasierung gelangen die Geschwulstzellen über die Hohlvene, welche das Blut zur rechten Herzhälfte transportiert, in die Lunge und können von dort aus wie beim arteriellen Typ weiter metastasieren.

Ferner kann eine Metastasierung auch einen liquorgenen Weg nehmen, d. h. über das Hirnwasser (Liqour) von statten gehen, sowie intrakanalikulär, über natürliche Körperkanäle, erfolgen.

Cancerogenese

Die genauen Ursächlichkeiten der Entstehung von Tumoren sind bis heute nicht vollends geklärt, jedoch gibt es Faktoren, die nachgewiesenermaßen in Verbindung mit der Entstehung von Tumoren stehen. Diese Entstehungsmechanismen werden unter der **Cancerogenese** zusammengefasst. Es ist bekannt, dass bestimmte Krebsleiden **familiäre Häufungen** aufweisen, d. h. in der Familie liegen. Kardinalbeispiel hierfür sind das Mammakarzinom bei Frauen und das Hodenkarzinom beim Mann. Des Weiteren gibt es nachgewiesene **chemische Ursachen**, welche sich vor allem durch aromatische Kohlenwasserstoffe (Tabakrauch), aromatische Amine in Kosmetika und Textilien, Mineralfasern wie Asbest und Metalle wie Nickel oder Arsen darstellen. Ionisierende Strahlungen gelten heute nachgewiesenermaßen als physikalische Ursachen für Leukämie und Melanome. Bekannt sind auch bestimmte **onkogene Viren**, deren Träger deutlich erhöhte Risiken haben, eine bestimmte Art von Krebserkrankung zu entwickeln. Zu nennen sind hier vor allem das humane Papillomvirus (HPV) bei der Entstehung des Zervixkarzinoms (Gebärmutterhals) und das Epstein-Bar-Virus (EBV) als Risikofaktor für Tumoren der Nase und des Kehlkopfes (Pharynxkarzinom).

Wissen | Als kanzerogener Faktor kann, wie bereits beschrieben, jedwede chronische Entzündung gesehen werden.

1.6 Der Schmerz

Schmerz ist eine Beeinträchtigung oder Störung des Wohlbefindens und ein lebenswichtiges Symptom. In einer chronischen Form erlangt Schmerz einen eigenen Krankheitswert, kann also als eigenständige Krankheit betrachtet werden.

CAVE | Schmerz ist immer subjektiv!

Beim Schmerz kommt es zur Aktivierung von spezifischen Schmerzrezeptoren, den Nozizeptoren, (z. B. durch Histamin, durch Bradykinin oder Prostaglandine) durch Auslöser von außen, also chemische, thermische und physikalische Reize, oder von innen, wie beispielsweise bei entzündlichen Reaktionen. Diese Einflussfaktoren bestimmen die Intensität (**Schmerzschwelle**). Es kommt zur Weiterleitung des Reizes über Nervenfasern. Alpha-Delta-Fasern leiten dabei den Schmerz schnell und C-Fasern langsam. Diese Fasern führen in das Limbische System, hier erfolgt die eigentliche Schmerzwahrnehmung, und von dort aus in den Cortex, wo die Schmerzinterpretation erfolgt.

Schmerzen unterscheidet man nach ihrem Ursprungsort in Nozizeptorschmerzen und neuropathische Schmerzen. **Nozizeptorschmerzen** können entweder somatisch, also bei Schädigung von Haut, Bindegewebe, Muskulatur und Knochen, oder viszeral bei Schädigung von Organen auftreten. **Neuropathische Schmerzen** treten peripher bei Nervenkompressionen, Polyneuropathien oder Phantomschmerzen auf oder zentral beim Thalamusschmerz.

Vom akuten Schmerz ist der **chronische Schmerz** zu unterscheiden. Akute Schmerzen haben eine sinnvolle und lebenserhaltende Funktion, da sie Schäden des Organismus melden, Schutzreaktionen auslösen und die Wundheilung fördern, z. B. durch Ruhigstellung der Extremität. Sie sind in der modernen Medizin gut zu therapieren und ihre psychische Verarbeitung ist einfach. Chronische Schmerzen sind durch den Verlust der sinnvollen Melde-, Schutz- und Heilfunktion gekennzeichnet. Sie entwickeln sich zu einer eigenständigen Schmerzkrankheit. Von chronischen Schmerzen spricht man nach etwa 6 Monaten. Es kommt zur physischen, psychischen und sozialen Zermürbung des Patienten bzw. der Patientin bis hin zum Psychosyndrom und zu großen therapeutischen Problemen.

2 Erkrankungen des Verdauungstraktes

Die Lernfragen zu diesem Kapitel finden Sie unter:
https://narr.kwaest.io/s/1120

Lernziele | In diesem Kapitel lernen Sie ...

- die wichtigsten Grundlagen der Verdauungsphysiologie.
- dass alles im Verdauungstrakt zusammenhängt.
- die einzelnen Anteile zu unterscheiden.
- Krankheitsursachen in Bezug auf die Physiologie zu verstehen.
- Erkrankungen der Speiseröhre kennen.
- Erkrankungen des Magens kennen.
- Erkrankungen des Dünndarms kennen.
- Erkrankungen des Dickdarms kennen.
- Erkrankungen der Gallenblase kennen.
- Erkrankungen der Leber kennen.
- Erkrankungen der Bauchspeicheldrüse kennen.

Wichtige Begriffe in diesem Kapitel | Ösophagus, Ösophagusvarizen und -divertikel, Dysphagie, Sodbrennen, Singultus, akute und chronische Gastritis, ABC-Schema, Geschwüre, Ulcus, Perforationen, NSAR, Entartungen, Dünndarm, Dickdarm, Morbus Crohn, Zöliakie, Galle, Gallenblasenentzündung, Gallensteine, Leber, Leberzirrhose, Bauchspeicheldrüse, Pankreatitis, inkretorischer und exkretorischer Teil

2.1 Erkrankungen des Ösophagus

Einstieg in die Physiologie des Ösophagus

Die **Speiseröhre**, in der Fachsprache als Ösophagus bezeichnet, ist ein etwa 25 cm langer Muskelschlauch, der den Rachen mit dem Magen verbindet. Der Ösophagus besteht aus drei Schichten, welche sich von innen nach außen als *Tunica mukosa*, *Submukosa* (Verschiebeschicht) und *Tunica muscularis* (Muskelschicht) darstellen. Peristalitsche Kontraktionen (Zusammenziehungen) machen den Transport des Nahrungsbreis möglich. Am Ende des Ösophagus befindet sich ein Schließmuskel (Sphinkter), der einen Rückfluss des Mageninhaltes verhindern soll.

Zu den Leitsymptomen aller Erkrankungen der Speiseröhre zählen die **Dysphagie** (Schluckstörung), das **Sodbrennen** und der **Singultus** (Schluckauf).

Ösophagitis

Die **Ösophagitis** ist die Entzündung der Speiseröhrenschleimhaut durch Säuren oder als Begleitsymptom bei einer Magenschleimhautentzündung (Gastritis). Die betroffenen Personen bemerken dies vor allem durch Schmerzen beim Schlucken und durch ein Brennen hinter dem Brustbein.

Am häufigsten ist die Form der Refluxösophagitis, bei der die Ursächlichkeit der Entzündung im Rückfließen der Magensäure liegt und nicht selten im sogenannten Barrett-Syndrom mündet, welches als Vorstufe eines Karzinoms am Ösophagus gilt.

Bei Patient:innen, welche unter einem geschwächten Immunsystem leiden, kann es zu einer **Soorösophagitis** (Pilzbefall) kommen, die sich zusätzlich durch weiße Ablagerungen, häufig schon im Rachenraum, bemerkbar macht und duch den Pilz Candida albicans hervorgerufen wird.

Chronische Ösophagitis betrifft häufig Patient:innen mit Alkohol- und/oder Nikotinabusus.

CAVE | Als **Abusus** wird ein übermäßiger Missbrauch einer Substanz bezeichnet, beispielsweise Alkohol oder Medikamente.

Achalasie

Eine organische und neuromuskuläre Erkrankung im Bereich der glatten Muskulatur der Speiseröhre mit Störung der Peristaltik (Bewegung) und fehlender Erschlaffung des Schließmuskels am Mageneingang nennt man Achalasie. Für die Betroffenen bedeutet das ein anhaltendes Druckgefühl in der Brust, Schluckbeschwerden und häufiges Aufstoßen und Auswürgen der Nahrung.

Ösophagusdivertikel und -varizen

Divertikel sind sackartige Ausbuchtungen, in diesem Fall der Speiseröhrenwand, die für den Betroffenen ein ständiges Fremdkörpergefühl und Schluckbeschwerden bedeuten. Die Varizen (Krampfadern) hingegen sind Erweiterungen der Speiseröhrenvenen, die für den Betroffenen zunächst ähnliche Beschwerden machen und häufig bei Leberschädigungen auftreten. Allerdings bergen die Ösophagusvarizen die nicht zu unterschätzende Gefahr der Perforation. Im Falle einer Perforation einer solchen Varize, ist ein akut einsetzendes Bluterbrechen und eine rasch einsetzende Schocksymptomatik (Blutdruckabfall) die Folge.

Ösophaguskarzinom

Das umgangssprachlich als „Speiseröhrenkrebs" bezeichnete **Ösophaguskarzinom**, ist eine der häufigsten Krebserkrankungen in den Industrieländern. Das Ösophaguskarzinom kommt am häufigsten als Plattenepithelkarzinom vor, selten als Sarkom. Das Speiseröhrenkarzinom kommt dabei in Japan auffällig oft vor. Betroffen sind vorrangig Männer, die älter 50 Jahre sind.

Als **prädisponierende Faktoren** werden vor allem starkes Rauchen, übermäßiger Alkoholkonsum sowie der häufige Genuss von heißen Suppen und/oder Tee beschrieben. Darüber hinaus gelten mit Nitrosaminen gewürzte Speisen als Risikofaktor.

Wissen | Lokalisiert ist das Ösophaguskarzinom in der Regel im unteren Drittel der Speiseröhre und in den Engstellen des Ösophagus.

Symptomatisch macht sich diese bösartige Erkrankung, typisch für Erkrankungen des Ösophagus, durch eine Dysphagie bemerkbar. Im fortgeschrittenen Stadium kommen noch ungewollter Gewichtsverlust, Heiserkeit sowie tastbare Lymphknoten hinzu.

Wie bei einigen Tumorerkrankungen wird auch das Ösophaguskarzinom erst im fortgeschrittenen Stadium symptomatisch, sodass therapeutisch nicht selten eine palliative Versorgung vonnöten wird. Ansonsten kann man diese Tumorart je nach Lokalisation und Histologie radiologisch und chirurgisch behandeln.

2.2 Erkrankungen des Magens

Einstieg in die Physiologie des Magens

Die Speiseröhre mündet in den Magenmund (*Cardia*). Der Magen, auch als *Gaster* bezeichnet, ist ein Hohlorgan, welches mit dem *Pylorus* (Magenausgang) im Zwölffingerdarm, dem *Duodenum*, mündet.

Der **Magen** dient der Zerkleinerung (mechanisch und chemisch) und Durchmischung (mit Schleim) des Speisebreis (Chymus) sowie dessen vorübergehender Aufbewahrung, damit dieser schlussendlich dosiert an den Dünndarm abgegeben werden kann. Der Pylorus dient der schubweisen Weiterleitung des Mageninhaltes in Richtung Dünndarm, genauer gesagt in den Zwölffingerdarm. In der Schleimhaut im Bereich des Magengrundes (Fundus) befinden sich die Hauptdrüsen, welche aus verschiedenen Arten von Zellen bestehen: Hauptzellen, Belegzellen und Nebenzellen. Die Hauptzellen produzieren das Pepsinogen, welches als Vorstufe des Enzyms Pepsin einen wichtigen Teil der Aufspaltung von Proteinen darstellt. Belegzellen sondern Salze und den Intrinsic factor ab, welcher unabdingbar für die Aufnahme von Vitamin B_{12} im Dünndarm ist. Die Nebenzellen produzieren Schleim.

Lageanomalien des Magens

Hiatushernie und Magenvolvulus

Eine **Hernie** beschreibt den Bruch eines Weichteils im Körper. Eine Hiatushernie beschreibt somit den Bruch bzw. das Reißen des Zwerchfells, in dessen Folgen ein Teil oder der gesamte Magen in die Thoraxhöhle rutscht. Ursächlich hierfür sind vor allem starkes Übergewicht und das häufige und kräftige Pressen bei Obstipation (Verstopfung). Je nach Form und Ausprägung kann diese Hernie komplett beschwerdefrei sein. Jedoch kann sie ebenso zu vermehrtem Aufstoßen, Druckgefühl in der Herzgegend und zu Dysphagie führen.

Von der Hiatushernie zu unterscheiden ist der Magenvolvulus. Dieses Phänomen beschreibt die Verdrehung des Magens, was zu einer Strangulation der zu- und abführenden Gefäße und somit zu einer Ischämie (Unterversorgung) führt.

CAVE | Eine Ischämie bezeichnet im Allgemeinen eine Unterversorgung. Gemeint ist meist die Unterversorgung mit Blut und dem darin gebundenen Sauerstoff.

Kaskadenmagen

Ein seltenes Phänomen ist der Kaskadenmagen. Diese Lagevariante beschreibt einen nach hinten verrutschten Magen. Der Kaskadenmagen ist immer ein Zufallsbefund und bleibt immer ohne jegliche Symptomatik.

Reizmagen

Der Reizmagen versteht sich als Syndrom des „empfindlichen Magens". Hierbei handelt es sich um eine funktionelle Störung ohne jeglichen morphologischen Befund.

CAVE | Die Morphologie ist die Lehre der äußeren Gestalt und der Form von Lebewesen und ihrer Teile. Die Morphologie beschreibt insbesondere die Eigenheiten eines Organs.

Symptomatisch zeigt sich der Reizmagen durch Schmerzen und Krämpfe, vor allem nach dem Genuss von Koffein, Alkohol sowie süßen und fettige Speisen. Ein dauerhaftes Völlegefühl komplettiert das klinische Bild. Typisch für den Reizmagen ist, dass psychogene Faktoren die Symptomatik verstärken. Die genaue Ursächlichkeit dieser Krankheit besteht in der Verkrampfung der Magenmuskulatur und/oder dem Reflux von Galle aus dem Duodenum in den Magen oder von Magensaft in die Speiseröhre.

Im Vordergrund der **Therapie** steht die Beratung zur gesünderen Lebensweise sowie Wärmeanwendung. Bei starken Beschwerden können krampflösende Medikamente, sogenannte Spasmolytika, verabreicht werden.

Gastritis

Die Entzündung der Magenschleimhaut kann akut oder chronisch auftreten.

Die akute **Gastritis** kann sowohl exogene (äußere) als auch endogene (innere) Ursachen haben. Exogene Ursachen sind vor allem exzessiver Alkoholkonsum und die übermäßige Einnahme von Medikamenten. Hierbei sind vor allem die nichtsteroidalen Antirheumatika (NSAR) zu nennen, wie beispielsweise Ibuprofen. Ebenso können Infektionen mit dem Helicobacter pylori oder Herpes-Viren sowie auch Strahlentherapie als exogene Ursachen bezeichnet werden. Die hauptsächliche endogene Ursache ist Stress. Stress kann durch verschiedenste psychische oder physische Belastungen entstehen, wobei im klinischen Umfeld vor allem Langzeitbeatmung, Kreislaufschock und Verbrennungen zu nennen sind. Seltener kommt es zu einer sogenannten hypertensiven Gastropathie, welche bei einer fortgeschrittenen Leberzirrhose vorkommt.

Die **akute Gastritis** zeichnet sich im klinischen Bild vor allem durch Appetitlosigkeit sowie Übelkeit, Magenschmerzen und Erbrechen aus. Gelegentlich kommt es zu Blutbeimengungen im Erbrochenen. Die Ursache hierfür sind oberflächliche Schleimhautdefekte, sogenannte Erosionen. Therapeutisch stehen die Nahrungskarenz (Verzicht auf Nahrung) und die Ernährungsumstellung im Vordergrund. So sollten zunächst Speisen gemieden werden, welche zu fettig, zu blähend oder zu süß sind. Empfohlen wird ein langsamer Kostaufbau mit Tee, stillem Wasser und Zwieback.

Die **chronische Gastritis** zeichnet sich durch eine meist diffuse (nicht klar abgrenzbare) Entzündung aus, welche mit dem Alter zunimmt. Unterteilt wird die chronische Gastritis nach dem **ABC-Schema**. Die Typ A Gastritis tritt autoimmun auf, d. h. dass der Organismus Antikörper gegen bestimmte Zellen oder deren Produkte bildet. Dieser Typ macht etwa 5 % aller chronischen Magenschleimhautentzündungen aus. Die am häufigsten auftretende Form der chronischen Gastritis ist Typ B (etwa 85 %). Dieser Typ ist bakteriell bedingt, wobei hauptsächlich das Bakterium *Helicobacter pylori* verantwortlich ist. Helicobacter pylori werden oral bzw. fäkal-oral aufgenommen, sodass der häufigste Übertragungsweg mit Fäkalien verunreinigte Lebensmittel sind. 10 % der chronischen Magenschleimhautentzündungen sind auf chemische Ursachen zurückzuführen (Typ C), die sich entweder als Gallenreflux aus dem Duodenum (Zwölffingerdarm) oder dem übermäßigen Konsum der beschriebenen NSAR-Präparate (z. B. Ibuprofen) darstellen.

Typisch für die chronische Gastritis sind ein dauerhaftes Völlegefühl und ein Druckschmerz im Magen sowie eine daraus resultierende Appetitlosigkeit. Die Therapie richtet sich nach dem Typ der Erkrankung, jedoch wird grundsätzlich zunächst eine Gastroskopie (Magenspiegelung) mit Biopsie (Gewebeentnahme) durchgeführt. Beim Typ A wird eine Substitutionstherapie angestrebt, das heißt, dass entsprechenden Mangelerscheinungen, wie beispielsweise dem Mangel an Vitamin B12, mit entsprechenden Präparaten entgegengewirkt wird. Da beim Typ B eine bakterielle Infektion im Vordergrund steht, sieht die Therapie eine sogenannte Erdaktionstherapie (Entwurzelungstherapie) vor, das heißt, dass der Erreger mit drei verschiedenen Medikamenten entfernt werden soll. Diese Kombination sieht zwei verschiedene Arten von Antibiotika und einen Protonenpumpenhemmer, z. B. Pantoprazol, vor. Der Typ C wird in der Regel mit Antazida (säureblockierende bzw. -neutralisierende Medikamente) behandelt.

Typ A	5 % **a**utoimmunbedingt Entzündungszelllen führen zur Atrophie der Belegzellen
Typ B	85 % **b**akteriell bedingt Meist durch Helicobacter pylori
Typ C	10 % **c**hemisch oder Reflux bedingt z.B. durch Medikamente oder Alkohol

Abbildung 6: Typen der chronischen Gastritis

Gastroduodenale Ulcuskrankheit (Ulcus pepticum)

Ein **Ulcus** bezeichnet ein Geschwür, **peptisch** bedeutet „die Verdauung betreffend“. Es handelt sich also um ein Geschwür, welches sowohl Magen als auch Dünndarm betreffen kann und häufiger Männer als Frauen betrifft. Es zeigt sich am häufigsten als **Magengeschwür** (*Ulcus ventriculi*) oder **Zwölffingerdarmgeschwür** (*Ulcus duodeni*), seltener und nur nach der operativen Entfernung des Magens als Leerdarmgeschwür (Ulcus jejuni pepticum).

Ursachen für die Ausbildung der Geschwüre sind, ähnlich wie bei der Gastritis, die Infektion mit *Helicobacter pylori* und die häufige Einnahme von

NSAR-Präparaten. Als Risikofaktor gelten das Rauchen und Stress (häufig in Kombination). Eine seltenere Ursache ist das Zollinger-Ellison-Syndrom, welches bei seltenen Tumoren der Bauchspeicheldrüse und des Dünndarms auftritt und durch eine übermäßige Bildung des Hormons Gastrin in der Bauchspeicheldrüse gekennzeichnet ist. Dieses Hormon regt den Magen zu einer vermehrten Salzsäurebildung an, wodurch er in diesem Fall Schaden nimmt.

Für die Ausprägung des klinischen Bildes spielt die Tiefe des Ulcus eine Rolle. Das Ulcus kann sich in 4 verschiedenen Tiefenausprägungen zeigen: als Erosion, als Ulcus, als Ulcusperforation und als Ulcuspenetration. Die Erosion beschreibt einen oberflächlichen Schleimhautdefekt, das eigentliche *Ulcus* ist ein Gewebsdefekt, welcher bis in die Muskelschicht des betroffenen Organs reicht. Ulcusperforation und -penetration unterscheiden sich dahingehend, dass bei der Perforation der Gewebsdefekt bis in die freie Bauchhöhle durchgebrochen ist und bei der Penetration sogar in benachbarte Organe (Leber, Milz, Bauchspeicheldrüse, Darm) eingedrungen ist.

Je nach Ausprägung des Geschwürs kommt es zu Magenschmerzen in Abhängigkeit von der Nahrungsaufnahme, wobei beim Magengeschwür ein **Frühschmerz** (unmittelbar nach der Nahrungsaufnahme) und beim Zwölffingerdarmgeschwür ein **Nüchternschmerz** zu verzeichnen ist, welcher sich nach der Nahrungsaufnahme rasch bessert. Neben den Magenschmerzen kommt es häufig zu Sodbrennen und zu einer nicht erklärbaren periodischen Häufung der Ulcusbeschwerden im Frühling und Herbst.

Etwa ein Drittel der Ulcuspatient:innen werden erst durch das Auftreten von Komplikationen auffällig. Die am ehesten auftretende Komplikation ist die **Ulcusblutung**, welche durch Erosionen an Blutgefäßen entsteht und sich durch kaffeesatzartiges Erbrochenes und Teerstühle bemerkbar macht. Wesentlich dramatischere Komplikationen sind die Perforationen, die in offen und gedeckt unterteilt werden. Die offene Perforation beschreibt den Ulcusdurchbruch in die freie Bauchhöhle, was der Betroffene durch plötzlich eintretende, vernichtende Oberbauchschmerzen wahrnimmt. Rasch entsteht eine brettharte Bauchdecke (akutes Abdomen), bedingt durch die Entzündung des Bauchfells (Peritonitis), und nicht selten kollabiert der bzw. die Patient:in zeitnah. Die gedeckte Perforation verläuft weniger dramatisch, da das Ulcus in ein benachbartes Organ durchbricht (Milz, Pankreas, Leber, Darm) und somit zu lokalen Druckschmerzen führt.

Letztlich besteht aufgrund der andauernden Entzündungsreaktion durch die Ulcuskrankheit die Möglichkeit der **malignen Entartung** und somit der Übergang zu einem Magenkarzinom.

Die **Therapie** der gastroduodenalen Ulcuskrankheit kann konservativ oder chirurgisch durchgeführt werden, wobei die chirurgische bzw. operative Variante erst beim Eintritt etwaiger Komplikationen oder bei der Feststellung eines Karzinoms notwendig wird. Sie kann sowohl in der teilweisen als auch kompletten Entfernung des Magens münden. Konservativ steht die Beratung zur gesünderen Lebensweise und die Einnahme von Medikamenten im Vordergrund. Es kommen vor allem Protonenpumpenhemmer (z. B. Pantoprazol) und Prokinetika (z. B. MCP) zum Einsatz.

Magenkarzinom

Das **Magenkarzinom** ist die bösartige Tumorerkrankung des Magens. Männer sind etwa doppelt so häufig betroffen wie Frauen. Das Magenkarzinom sitzt am ehesten im Antrum (Magenhöhle) oder am Übergang zum Duodenum.

Als **Risikofaktoren** gelten selbstverständlich die chronische Gastritis, bestimmte Ernährungsfaktoren sowie eine genetische Disposition (familiäre Häufung).

Wie bei den meisten Tumorerkrankungen sind die **Symptome** im anfänglichen Stadium der Erkrankung wenig bis gar nicht vorhanden, sodass sie häufig übersehen und zu spät diagnostiziert wird. Klassische Symptome für das Magenkarzinom sind die Abneigung gegen Fleisch und die Dysphagie sowie eine Reihe unspezifischer, jedoch onkologisch-klassischer, Symptome, darunter Übelkeit, Gewichtsverlust, Leistungsminderung und Appetitlosigkeit.

Therapeutisch stehen für das Magenkarzinom eine Reihe verschiedener **Operationsverfahren** zur Verfügung. Die Magenresektion nach Billroth beschreibt eine distale Zweidrittelresektion des Magens und die neue Verbindung des Magens mit dem Duodenum. Die Gastrektomie bezeichnet die vollständige Entfernung des Magens und die Schaffung eines Ersatzmagens zwischen Ösophagus und Duodenum aus einer Jejunumschlinge. Im Falle eines inoperablen Magenkarzinoms greift man zu einer palliativen Gastroentrostomie, d. h. zu einer Umgehungsanastomose zwischen Magen und Jejunum.

2.3 Erkrankungen des Dünndarms

Einstieg in die Physiologie des Dünndarms

Der **Dünndarm** ist etwa 5 m lang und hat einen Durchmesser von 3,5–5 cm. Seinen Namen verdankt er seinem dünnflüssigen Inhalt. Der Fachbegriff lautet *Intestinum tenue.* Die inneren Schichten des Dünndarms, die *Mukosa* (Schleimhautschicht) und *Submukosa* (Verschiebeschicht) sind wie eine Ziehharmonika gefaltet (sogenannte Kerckring-Falten), sodass der Dünndarm über eine sehr große Fläche von mehreren hundert Quadratmetern verfügt. Diese Fläche wird durch die Anhangsgebilde (Zotten und Mikrovilli) im Dünndarm zusätzlich vergrößert. Der Dünndarm wird in drei Anteile untergliedert. Das **Duodenum** (Zwölffingerdarm) ist der kürzeste Abschnitt mit einer Länge von nur etwa 30 cm und beginnt direkt nach dem Pylorus (Pförtner) des Magens. Die weiteren Anteile sind das **Jejunum** (Leerdarm) und das **Ileum** (Krummdarm).

Der Dünndarm besitzt Darmzotten (Ausstülpungen), d. h. Resorptionszellen, auf denen sich Mikrovilli (Bürstensaum) befindet. Die **Hauptaufgabe** des Dünndarms besteht also in der Resorption (Aufnahme) von Nährstoffen durch zweierlei Mechanismen: die Diffusion und den aktiven Transport. Die Diffusion ist der Konzentrationsausgleich von Wasser und Molekülen entlang eines Konzentrationsgefälles vom Ort der höhren zum Ort der niedrigeren Konzentration. Der aktive Transport hingegen macht sich spezifische Trägermoleküle (sog. Carrier) zunutze, um Stoffe auch entgegen eines Konzentrationsgefälles zu transportieren.

Durch die Peristaltik des Dünndarms wird der flüssige Inhalt durchmischt und weitertransportiert. Treten Transportstörungen auf, liegen Verdauungssäfte des Magens, der Bauchspeicheldrüse und der Galle in unzureichender Menge vor. Dann spricht man von einer **Maldigestionsstörung** (fehlerhafte Verdauung, Maldigestionssyndrom). Liegen Resorptionsstörungen vor, spricht man von einer **Malabsorptionsstörung** (fehlerhafte Aufnahme, Malabsorptionssyndrom).

Morbus Crohn

Der **Morbus Crohn** ist eine chronisch-entzündliche Darmerkrankung und kann an allen Schleimhäuten des Verdauungstraktes auftreten (von der

Lippe bis zum Anus). Die Erkrankung ist eine diskontinuierlich auftretende, transmurale Entzündung des gesamten Gastrointestinaltraktes (GIT)

CAVE | Eine transmurale Entzündung beschreibt ein entzündliches Geschehen, welches die gesamte Organwand durchzieht und dementsprechend tiefgreifende Schäden verursacht.

Die häufigsten Lokalisationen des Morbus Crohn sind im Ileum und im Kolon, sehr selten betrifft diese Krankheit die Augen, die Wirbelsäule und die äußere Haut.

Die **Ursachen** sind bis heute unbekannt, jedoch ist eine familiäre Häufung zu erkennen. Morbus Crohn manifestiert sich in vergleichsweise jungen Lebensjahren, meist zwischen dem 15. und 35. Lebensjahr.

Die Erkrankung ist gekennzeichnet durch eine gestörte Darmbarriere gegenüber der normalen Darmflora, wodurch pathogene Keime und körperfremde Eiweiße in die Darmwand eintreten können. Diese lösen eine entzündliche Reaktion aus, in deren Folge es zu einer fibrotischen Verdickung der Darmwand und Bildung von Ödemen und Stenosen kommt. Da es sich um körpereigene Reaktionen handelt, ist der Organismus nicht in der Lage, diese Entzündungsreaktion zu stoppen.

Morbus Crohn verläuft in **Schüben** und weist eine erhöhte Rezidivhäufigkeit auf. Es kommt bei den betroffenen Patient:innen zu Abdomialschmerz und massiven Druchfällen, welcher u. U. blutig sein kann. Die **Stuhlfrequenz** beträgt dabei bis zu 10-mal am Tag. Die Schmerzen sind in der Regel kolikartig.

Typisch für Patient:innen mit Morbus Crohn sind Malabsorptionserscheinungen wie Stearrhoe (Fettstühle), Hypoproteinämie (erniedrigter Eiweißgehalt im Blut), Avitaminosen (Vitaminmangel), Hypokalziämie (Kalziummangel im Blut) und Gewichtsverlust.

Komplikationen entstehen vor allem durch die Bildung von Fisteln (röhrenartige Verbindungen). Diese Fistelbildung findet in der Regel zu den jeweiligen Nachbarorganen statt, also dem Dickdarm, der Blase und eventuell den Geschlechtsorganen sowie in Extremfällen auch durch die Bauchwand nach außen.

Durch die andauernde Entzündungserscheinung haben die Betroffenen ein erhöhtes Karzinomrisiko.

Die konservative **Therapie** ist durch diätische Maßnahmen gekennzeichnet. Es wird empfohlen, sich laktosearm zu ernähren. Zusätzlich sollten die Patient:innen eine Eliminations- und Supportivdiät einhalten. Sie sollten das, was sie merklich nicht vertragen, einfach konsequent meiden (Eliminationsdiät) und gleichzeitig darauf achten, dem Körper das zuzuführen, was er verloren hat (Supportivdiät), also Kalorien, Eiweiße und Vitamine.

Die **medikamentöse Therapie** besteht zum einen aus der Osteoporoseprophylaxe durch die Einnahme von Calcium und Vitamin-D-Präparaten sowie der Aktutherapie mit Kortikosteroiden. Zudem nehmen die Patient:innen häufig Medikamente zur Hemmung des Immunsystems, sog. Immunsupressiva, ein. Die **chirurgische Therapie** findet ihre Anwendung beim Auftreten von Abszessen oder Fisteln.

Sprue & Zöliakie

Es handelt sich hierbei um eine Unvertäglichkeitsreaktion der Dünndarmschleimhaut gegenüber dem Getreideprotein Gluten. Diese Unvertäglichkeit wird bei Erwachsenen als **Sprue**, bei Kindern als **Zöliakie** bezeichnet.

Die Erkrankung weist eine familiäre Häufung auf und ist gekennzeichnet durch die Zerstörung der Mikrovilli (Bürstensaum) des Dünndarms in Folge der Unvertäglichkeitsreaktion. Dies führt zu einer Atrophie (Verkümmerung) der Zotten und somit zu Malabsorptionsstörungen.

Als **Leitsymptom** ist massiver Durchfall zu erkennen. Die Betroffenen leiden meist unter einem quälenden Meteorismus (Blähungen), unter Konzentrations- und Leistungsstörungen und sie verlieren an Gewicht.

Im Vordergrund steht jedoch die Problematik von Mangelerscheinungen aufgrund der Beeinträchtigung der Zottentätigkeit, welche sich in frühzeitiger Osteoporose, Haarausfall und Anämie äußern kann.

Therapeutisch werden deshalb, je nach Ausprägung, Transfusionen von Blut, parenterale Ernährung (intravenös) und die Substitution von Vitaminen, Mineralien und Spurenelementen notwendig. Schlüsselmaßnahme ist jedoch der konsequente Verzicht auf Gluten sowie eine möglichst fettarme und laktosefreie Ernährung.

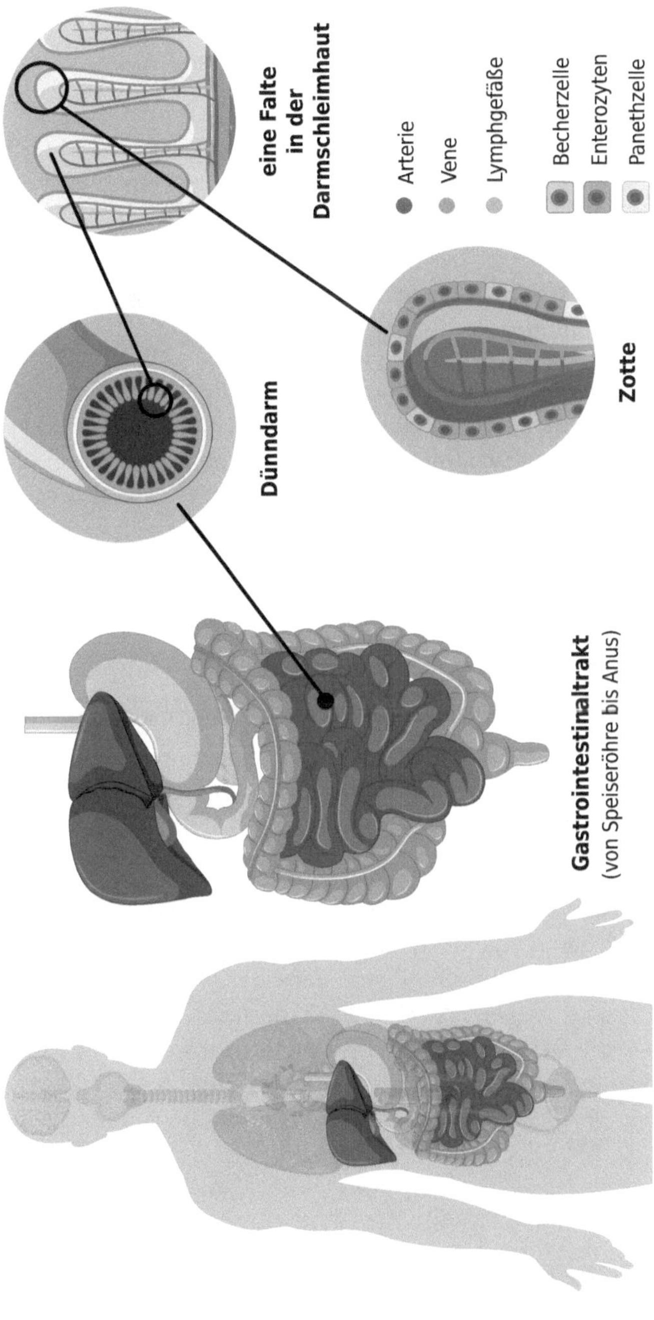

Abbildung 7: Der Darm

2.4 Erkrankungen des Dickdarms

Einführung in die Physiologie des Dickdarms

Der **Dickdarm**, auch lat. *Intestinum Crassum*, oder in der medizinischen Fachsprache als Kolon bezeichnet, ist etwa 1 bis 1,5m lang und weist einen Durchmesser von 6 bis 8 cm auf.

Der Dickdarm besteht aus verschiedenen Abschnitten und schließt an den Dünndarm mit dem *Caecum*, besser bekannt als Blinddarm, an. Der **Blinddarm** besitzt einen Wurmfortsatz, den sogenannten *Appendix* (Appendix vermiformis), welcher sich beim Menschen durch eine akute Entzündung bemerkbar machen kann. Man spricht dann im Allgemeinen von einer **Blinddarmentzündung**, jedoch ist dies medizinisch irreführend, da es sich um eine Entzündung des Wurmfortsatzes handelt. Der Blinddarm schließt an das eigentliche Kolon mit seinen Anteilen an. Diese Anteile sind das Kolon *ascendens* (aufsteigender Dickdarm), das Kolon *transversum* (querverlaufender Dickdarm), das Kolon *descendens* (absteigender Dickdarm) und das *Sigmoideum*. Der Abschluss des Dickdarms bilden das *Rectum* und der *Anus*.

Bei der Kontraktion im Dickdarm kommt es zur Herausbildung von Ausbuchtungen in der Dickdarmwand, sogenannter Haustren.

Wissen | Der Dickdarm hat im Gegensatz zum Dünndarm keine Zotten, sondern schleimproduzierende Drüsen.

Der Dünndarminhalt wird über die Ileozäkalklappe (Bauhin-Klappe) in das Kolon transportiert und eingedickt, d. h. es kommt zur Resorption von Wasser und Elektrolyten. Dadurch entsteht der eigentliche Stuhl. Der Weitertransport geschieht durch entsprechende Kontraktion und kann 10 bis 12 Stunden andauern. Die Defäkation, also die Ausscheidung des Stuhls, erfolgt durch Reflexe, die an die Medulla oblongata (verlängertes Rückenmark) gerichtet sind. Die physiologische Menge einer Stuhlausscheidung beträgt etwa 300 bis 400 g.

Kardinalsymptome von Erkrankungen des Dickdarms

Alle Erkrankungen und Veränderungen am Dickdarm führen zu verschiedenen spezifischen **Symptomen**, die jeweils auf die Schädigung oder Beeinträchtigung der Dickdarmfunktion hindeuten.

Im Vordergrund stehen Durchfallsymptome, also häufige wässrige oder dünnbreiige Stühle. Diese **Durchfälle** treten meist in Kombination mit krampfartigen Schmerzen während der Darmentleerung auf. Die Gefahr besteht in der Austrocknung (*Exsikkose*) und dem vermehrten Elektrolytverlust.

Es ist allerdings ebenso möglich, dass eine Erkrankung des Dickdarms durch eine **Obstipation** auffällig wird. Seltene Defäkation von hartem, trocknem, knotigem und dunklem Stuhl ist die Folge.

CAVE | Eine Obstipation kann auch durch verschiedene Medikamente, Stoffwechselstörungen, Ballaststoffmangel, Elektrolytverschiebung, Flüssigkeits- und Bewegungsmangel entstehen.

Ein Kardinalsymptom kann auch ein blutiger Stuhl sein. Dieser kann sich in Form von Teerstuhl zeigen, der auch durch Ösophagusvarizenblutungen, Ulcus- und Darmblutungen entstehen kann. Ebenso sind Blutauflagerungen auf dem Stuhl möglich, welche sich in der Regel bei den Blutungen im unteren Darmabschnitt zeigen und häufig durch Karzinome oder Hämorrhoiden hervorgerufen werden. Es ist jedoch auch möglich, dass es sich um okkultes (verstecktes) Blut handelt. Okkultes Blut ist nur durch spezifische Tests nachweisbar.

Eine komplett ausbleibende Stuhlausscheidung hat meist einen Darmverschluss, den sogenannten **Ileus** zur Ursache. Der Ileus kann sich in zwei Formen zeigen: als mechanischer und als paralytischer Ileus.

Der **mechanische Ileus** entsteht durch Raumforderungen wie Tumore, durch Hernien und durch Lumenverengungen mit Kot- oder Gallensteinen. Er zeigt sich durch heftige, wehenartige Schmerzen, durch Koterbrechen (*Emeses miserere*), durch laute Darmgeräusche, durch Ansammlung von Flüssigkeit im Bauchraum und durch eine zunehmende Schocksymptomatik. Im Vordergrund der Therapie steht die operative Beseitigung der Ursache und die Wiederherstellung der Darmpassage. Dadurch kommt es zur Wiederherstellung einer normalen Durchblutung des Darms. Dennoch wird der Darm auch nach Entfernung der Ursache dekompressiert, beispielsweise durch das Legen einer Sonde oder der Anlage eines Anus praeter (künstlicher Darmausgang).

Der **paralytische Ileus** ist auf eine Atonie des Darms zurückzuführen, d. h. der Darmverschluss geschieht infolge einer Lähmung der Darmmuskulatur. Die Lähmung entsteht infolge einer Peritonitis (Bauchfellentzündung), eines Gefäßverschlusses eines den Darm versorgenden Blutgefäßes oder beim akuten Nierenversagen sowie bei der Perforation der Gallenblase. Typisch für den paralytischen Darmverschluss ist eine berührungsempfindliche Bauchdecke und, im Gegensatz zum mechanischen Ileus, eine „Totenstille" im Bauch. Die Therapie besteht in einer kompletten Nahrungskarenz und dem kontinuierlichen Absaugen von Magen- und Darmsaft mithilfe einer Miller-Abbott-Sonde. Zusätzlich wird durch Infusionstherapie der Wasser- und Elektrolythaushalt normalisiert. Darüber hinaus wird versucht, die Darmperistaltik mit Schwenkeinläufen und Darmrohren anzuregen. Selbstverständlich sollte nach entsprechender Diagnostik die auslösende Ursache beseitigt bzw. behandelt werden.

Reizkolon

Das **Reizkolon** wird ab und zu auch als spastisches Kolon bezeichnet. Es handelt sich um eine häufige funktionelle Darmstörung ohne fassbare organische Ursache.

> **Wissen** | Der Altersgipfel der Erkrankung liegt zwischen dem 20. und 40. Lebensjahr, wobei Frauen häufiger betroffen sind als Männer.

Das Reizkolon zeigt sich durch Bauchschmerzen mit wechselnder Stärke und Lokalisation, durch eine wechselnde Dynamik der Stuhlentleerung und durch Schleimauflagerungen bei der Stuhlentleerung.

Da es keine erkennbare **Ursache** gibt, erfolgt die **Therapie** rein symptomatisch. Bei stärkeren Schmerzen werden Spasmolytika verabreicht, ansonsten greift man zu physikalischen Maßnahmen wie lokale Wärmeanwendungen.

Kolitis ulcerosa

Die **Kolitis ulcerosa** ist eine chronisch-entzündliche Darmerkrankung mit kontinuierlicher Ausbreitung und Ulzerationen der oberflächlichen Schleimhaut mit Blutungen. Das Rektum ist stets betroffen und die Erkrankung breitet sich proximal (zur Körpermitte hin) aus.

Die **Leitsymptome** sind blutig-schleimiger Durchfall und krampfartige Schmerzen im Unterbauch vor der Defäkation. Zusätzlich kann Fieber und Gewichtsverlust auftreten.

Die **Therapie** ist in Abhängigkeit von Lokalisation und Schweregrad zu bestimmen. Im Vordergrund stehen eine spezifische Diät und supportive Maßnahmen zur Erhaltung eines gesunden Elektrolythaushaltes. Die medikamentöse Therapie besteht zum einen aus der Osteoporoseprophylaxe durch die Einnahme von Calcium und Vitamin-D-Präparaten sowie der Aktutherapie mit Kortikosteroiden. Bei zu erwartenden Komplikationen kommt eine chirurgische Therapie in Form einer Resektion von Teilen des Darms zum Einsatz. Ebenso wichtig ist die psychosomatische Begleitung der Betroffenen.

Divertikulose

Es handelt sich hierbei um Ausstülpungen (Divertikel) der Kolonwand, deren Häufigkeit mit zunehmendem Alter (70+) ansteigt. Hauptlokalisation ist hierbei das Sigma, wobei für 20 % der Patient:innen die Krankheit komplett symptomlos verläuft.

Die Ursache liegt in der Erhöhung des Darminnendrucks in Kombination mit einer zunehmenden Bindegewebsschwäche im Alter. Die Druckerhöhung entsteht infolge dauerhaft eingenommener schlackenarmer Kost.

> **CAVE** | Schlackenarme Kost ist eine Kostform, welche durch den Konsum leichtverdaulicher sowie Obst und Gemüse enthaltenen Speisen gekennzeichnet ist. Diese Kostform enthält kaum bis gar keine Vollkornprodukte.

Die **Divertikulose** kann zu einer Divertikulitis führen, wodurch die Krankheit in der Regel erstmalig entdeckt wird. Dabei handelt es sich um die bakterielle Entzündung der Dickdarmwand, welche sich fast immer in der

Region des Sigmoideums befindet und durch häufige Rezidive gekennzeichnet ist.

Symptomatisch zeigen sich kolikartige Schmerzen im Unterbauch, Stuhlunregelmäßigkeiten sowie Fieber und Leukozytose (Erhöhung der Anzahl von weißen Blutkörperchen im Blut).

Die **Therapie** besteht aus der Einhaltung von Bettruhe und der Anlage einer Magensonde. Dies macht die Einweisung in eine Klinik notwendig. Dem Patienten bzw. der Patientin werden Antibiotika und Spasmolytika verabreicht. In der Regel wird zur Therapie ein Chirurg hinzugezogen, welcher beurteilen kann, ob eine eventuelle Sigmaresektion vonnöten ist. Bei einem bereits entstandenen Abszess wird dieser entsprechend operativ gespalten.

Kolorektales Karzinom

Diese Krebserkrankung weist eine deutliche Zunahme auf und ist mittlwerweile die zweithäufigste krebsbedingte Todesursache bei Männern. Sie häuft sich um das 50. Lebensjahr. Begünstigend wirkt vor allem eine bestehende Kolitis ulcerosa, als Risikofaktoren sind Adipositas, schlackenarme Ernährung, Rauchen und Alkoholkonsum zu nennen.

Es sind nur selten **Frühsymptome** bemerkbar. Erst im fortgeschrittenen Stadium bemerken die Betroffenen Blutbeimengungen im Stuhl sowie eine Veränderung der Stuhlfrequenzen. Dazu kommen Müdigkeit, Leistungsminderung, ungewollter Gewichtsverlust sowie Ileuserscheinungen und letztlich chronische Schmerzen.

Nicht selten wird die Erkrankung aufgrund von Metastasierungen palliativ behandelt. Als sonstige Therapieoptionen stehen eine **kurative Therapie**, in Form einer chirurgischen Resektion, oder eine neoadjuvante Therapie, im Sinne einer Radio- und Chemotherapie, zur Verfügung.

Peritonitis

Die **Peritonitis** beschreibt die eitrige Entzündung des Bauchfells und ist fast immer sekundär, also keine eigenständige Erkrankung, sondern die Folge einer bereits bestehenden Schädigung.

Verschiedene Ereignisse können die **Kausalität** (Ursächlichkeit) für die Entzündungsreaktion sein. Magen-Darm-Perforationen, eitrige Appendizitis, Perforation oder Entzündungen der Gallenblase, Entzündungen der

Bauchspeicheldrüse (Pankreas) und Erkrankungen der weiblichen Genitale sind vor allem zu nennen.

Die Peritonitis geht mit massiven Bauchschmerzen und der Entstehung eines paralytischen Ileus einher. Ist die Peritonitis Folge einer Perforation, gibt es den sogenannten Perforationsschmerz, welcher blitzartig auftritt und vernichtende Beschwerden verursacht.

2.5 Erkrankungen der Gallenblase und der Gallenwege

Einführung in die Physiologie der Galle

Galle ist ein Sekret. Die **Gallenblase** ist ein Reservoir mit etwa 70 ml Flüssigkeit, welches mit der Leber verbunden ist. Die Gallenblase ist also kein eigenständiges Organ.

- **A-Galle** ist das, was die Leber produziert,
- **B-Galle** ist das, was aus der Gallenblase kommt.

In 24 Stunden werden bei einem Menschen etwa 1000 ml Galle produziert. Die **Gallensekretion** kann hierbei durch fett- und eiweißreiche Nahrung gesteigert werden. Die Gallenflüssigkeit besteht aus Wasser, Bilirubin, Gallensäure und -salzen, Fettsäuren, Eiweißen, Cholesterin und Calcium.

Die Aufgabe der Gallenflüssigkeit besteht in der Aufspaltung der Nahrungsfette, wodurch diese im Darm resorbierbar werden. Ist die Zusammensetzung der Galle gestört, kommt es zur Ausfällung von Gallenbestandteilen, vor allem von Cholesterin und Bilirubin. Es können sich Kristalle bilden, welche wachsen und einzelne oder mehrere Steine bilden können.

Erkrankungen der Gallenblase machen sich in der Regel durch kolikartige Schmerzen im rechten Oberbauch, Appetitlosigkeit sowie Übelkeit und Erbrechen bemerkbar.

Cholelithiasis (Gallensteine)

Gallensteine betreffen etwa doppelt so viele Frauen wie Männer und stellen sich häufig als Cholesterinsteine dar. Daraus leiten sich die 5 „F's" ab, welche die Risikofaktoren für eine Gallensteinbildung beschreiben:

- **Female** – weiblich
- **Fair** – hellhäutig
- **Fat** – übergewichtig
- **Forty** – über 40
- **Fertile** – fruchtbar

Gallensteine sind bei 50 % der Betroffenen komplett **asymptomatisch** und werden zufällig befundet. Bei der anderen Hälfte der Betroffenen werden diese durch eine Gallenkolik bemerkbar, welche durch eine Einklemmung des jeweiligen Steines entsteht. Die kolikartigen Schmerzen sind im rechten Oberbauch lokalisiert und strahlen häufig in Rücken und Schulter aus.

CAVE | Bei ausstrahlenden Schmerzen in Rücken und Schulter ist auch immer die Differenzialdiagnose Herzinfarkt abzuklären. Hierzu wird in der Regel das Herzenzym Troponin im Blut bestimmt, welches bei Schädigungen des Herzmuskels gehäuft ausgeschüttet wird.

Ansonsten leiden die Patientinnen und Patienten unter dauerhaftem Aufstoßen und Brechreiz. Nicht selten stellt sich zudem noch ein Ikterus, also die Gelbfärbung der Haut, ein.

Zur **Therapie** werden zunächst Analgetika (Schmerzmittel) und Spasmolytika (krampflösende Mittel), wie zum Beispiel Buscopan, verabreicht. Wichtig ist hierbei, dass vor allem nicht-opioide Schmerzmittel verabreicht werden, da beispielsweise Morphin einen Spasmus hervorrufen und somit die Beschwerden noch verschlimmern könnte.

Weiterhin wird zwischen einer konservativen und einer chirurgischen Therapie abgewägt. Die konservative Therapie besteht in einer ERCP (Endoskopische Retrograde Cholangiopankretikographie) oder ESWL (Extrakorporale Stoßwellentherapie) zur Entfernung des Steines. Die chirurgische Therapie wird bei rezidivierenden Leiden oder massiven Entzündungen eingesetzt und besteht aus der Cholezystektomie, also der Entfernung der Gallenblase.

Cholezystitis

Die **Gallenblasenentzündung** stellt die Komplikation aus dem Gallensteinleiden dar. Sie kann akut oder chronisch verlaufen.

Die **akute Cholezystitis** entsteht zu 90 % durch Verlegung des *Ductus cysticus* durch einen Stein, wodurch eine bakterielle Infektion entsteht.

CAVE | Der Ductus cysticus ist der sog. Gallenblasengang. Er verbindet die Galle mit der Leber und ist etwa 3–4 cm lang.

Symptomatisch wird die Cholezystitis durch die **Charcot-Trias**, bestehend aus Fieber, kolikartigen Schmerzen und Ikterus. Folgen können ein Empyem (Ansammlung von Eiter) der Gallenblase, Gangräne (Koagulationsnekrosen) und ein Leberabszess sein.

Zunächst wird die Koliksymptomatik mit Gabe von Analgetika (keine Opioide) und Spasmolytika (z. B. Buscopan) behandelt. Die Ernährung sollte vorübergehend parenteral erfolgen und die Infektion wird mit Breitbandantibiotika bekämpft. Ansonsten wird zwischen einer konservativen und einer chirurgischen Therapie abgewägt. Die konservative **Therapie** besteht in einer ERCP (Endoskopische Retrograde Cholangiopankretikographie) oder ESWL (Extrakorporale Stoßwellentherapie) zur Entfernung des Steines. Die chirurgische Therapie besteht aus der (meist laparoskopischen) Cholezystektomie, also der Entfernung der Gallenblase.

Die **chronische Cholezystitits** entsteht meist auf dem Boden einer Cholelithiasis mit rezidivierenden Schüben von Gallenblasenntzündungen. Sie hat eventuell eine Schrumpfgallenblase und als Spätkomplikation ein Gallenblasenkarzinom zur Folge.

Die **Symptome** ähneln denen der akuten Cholezystitis, verlaufen allerdings nicht zu heftig. Die Therapie sieht die Cholezystektomie vor.

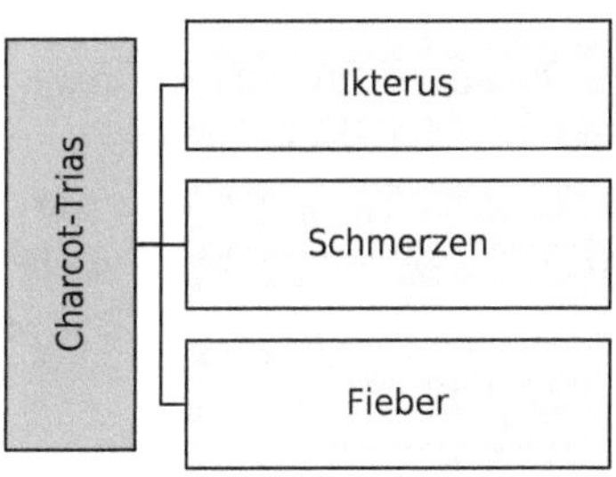

Abbildung 8: Charcot-Trias bei einer Cholezystitis

Cholangitis

Die **Cholangitis** ist die bakterielle Entzündung der intrahepatischen (innerhalb der Leber) und extrahepatischen (außerhalb der Leber) Gallenwege durch Steine (Cholelithiasis), Stenosen (Verengungen) oder Tumore. Es kommt zu einer Cholestase (Stauung von Gallenflüssigkeit) und zur Anreicherung von Krankheitserregern.

Symptomatisch zeigt sich diese Infektion durch Fieber (eventuell mit Schüttelfrost), kolikartige Schmerzen im rechten Oberbauch, eventuellen Ikterus und einen quälenden Pruritus (Juckreiz).

CAVE | Der **Pruritus** (Juckreiz) und der **Ikterus** (Gelbfärbung) sind häufige Symptome von Leber- und Gallenwegserkrankungen. Der Ikterus entsteht durch die Ablagerung von Bilirubin in der Haut. Bilirubin ist ein gelbes Abbauprodukt der Erythrozyten, der roten Blutkörperchen. Pruritus ist auf die Anreicherung von Gallenendprodukten in der Haut zurückzuführen.

Der **Verlauf** kann sowohl akut als auch chronisch-rezidivierend sein. Als Komplikation können Leberabszesse auftreten. **Therapeutisch** kommen hochdosierte Antibiotika zum Einsatz und die endoskopische oder chirurgische Beseitigung des Hindernisses ist hierbei die Schlüsselmaßnahme.

Tumore der Gallenblase

Tumore können an der Gallenblase in unterschiedlicher Ausprägung vorkommen.

Sie können sich zum einen als **gutartige Tumore**, in Form von Gallenblasenpolypen, darstellen. Diese sind meist ein Zufallsbefund während einer Ultraschalluntersuchung und meist Adenome. Sie entstehen durch Schleimhautveränderungen und Hyperplasie (Wucherung von Gewebe). Wenn diese eine Größe von etwa 1 cm oder mehr erreicht haben, sollten sie entfernt werden, ansonsten reichen regelmäßige Kontrollen.

Die **bösartigen Tumore** sind entweder Gallenblasen- oder Gallengangskarzinome. Hauptursache für die Entstehung ist das Gallensteinleiden mit chronischer Cholezystitis. Seltener resultieren sie aus Gallenblasenpolypen.

Typischerweise gibt es keinerlei **Frühsymptomatik**. **Spätsymptome** sind eine tastbare Gallenblase und der Verschlussikterus (durch Cholestase). Therapeutisch besteht lediglich durch die Cholezystektomie beim Gallenblasen- und durch eine Leberteilresektion beim Gallengangskarzinom eine Heilungschance. Insgesamt haben diese Karzinome eine schlechte Prognose, sodass im Vordergrund eine palliative Therapie, eventuell mit einer kombinierten Chemotherapie, steht.

2.6 Erkrankungen der Bauchspeicheldrüse

Einführung in die Physiologie der Bauchspeicheldrüse

Die **Bauchspeicheldrüse**, in der Fachsprache als Pankreas bezeichnet, hat 3 Anteile: einen Kopf (*Caput pancreatis*), einen Körper (*Corpus pancreatis*) und einen Schwanz (*Cauda pancreatis*). Der Kopf liegt in der inneren Krümmung des Duodenums und ist über die Vater'sche Papille mit dem Zwölffingerdarm verbunden. Der Körper liegt dorsal (rückseitig) des Magens. Die Bauchspeicheldrüse ist ca. 15 cm lang, 3–4 cm breit und wiegt etwa 80 g.

Besonders wichtig für das Verständnis ist aber der **mikroskopische Bau der Pankreas**. Die Pankreas verfügt über einen inkretorischen und einen exkretorischen Anteil, womit sie die einzige Drüse des Körpers ist, die sowohl nach innen als auch nach außen Hormone und Flüssigkeiten abgibt.

Zum **inkretorischen Teil** gehören die **Langerhans-Inseln**, also Zellanhäufungen, die in der gesamten Bauchspeicheldrüse, jedoch gehäuft im Kopf, vorkommen. Diese Inseln bilden Hormone und verfügen über verschiedene Zellen mit jeweils spezifischen Aufgaben. Die A-Zellen sind für die Bildung von Glukagon verantwortlich, welches Blutzucker hebend wirkt. Die B-Zellen bilden das Insulin, welches Blutzucker senkend wirkt. Insulin erhöht die Glukosepermeabilität (Durchlässigkeit) an der Zellmembran, wodurch Glukose in die Zelle gelangen kann. In der Zelle wird Glukose in Glykogen umgewandelt, gleichzeitig wird die Glukoneogenese (Neubildung von Glukose) in der Leber gehemmt. Glukagon fördert zum einen die Umwandlung von Glykogen in Glukose und zum anderen die Neubildung von Glukose (Glukoneogenese) in der Leber.

CAVE | Bei Mangel an Insulin kommt es zum **Diabetes mellitus**!

Der **exkretorische Teil** der Bauchspeicheldrüse besteht aus Läppchen, welche das Pankreassekret, den eigentlichen Bauchspeichel, bilden. Dieses Sekret enthält unabdingbare Verdauungsenzyme: Lipasen für die Fettverdauung, Amylasen für die Kohlenhydratverdauung und Peptidasen für die Eiweißverdauung. Täglich werden 1–2 Liter Pankreassekret produziert und über die Ausführungsgänge in den Ductus pancreaticus geführt, welcher über die Vater'sche Papille das entsprechende Sekret in den Zwölffingerdarm transportiert. Die Tätigkeit der Bauchspeicheldrüse wird durch nervale (z. B. Nervus vagus) und hormonelle Reize (z. B. Sekretin) reguliert. Durch diese Mechanismen wird Pankreassekretion in Abhängigkeit von der Nahrungsaufnahme reguliert.

Akute Pankreatitis

Die akute Entzündung der Bauchspeicheldrüse entsteht durch freigesetzte Enzyme, die zur Selbstverdauung führen. Dabei bleibt die endokrine und exokrine Organfunktion erhalten. Der Verlauf kann sehr variabel sein. Die häufigsten Ursachen sind Gallenwegserkrankungen sowie ein massiver Alkoholabusus und die Einnahme bestimmter Medikamente wie Diuretika, Antibiotika, Betablocker und Prednisolon. Seltener entsteht die **akute Pankreatitis** aufgrund einer ERCP, Verletzungen des Bauches oder Ascariten (Spulwürmern).

Diese Erkrankung kann sich in drei **Verlaufsformen** zeigen, die massiv die Letalität (Sterblichkeit) beeinflussen. Bei 80 % aller akuten Pankreatiten handelt es sich um eine ödematöse Pankreatitis, die sehr selten letal verläuft. Zu 15 % handelt es sich um eine akute nekrotisierende Pankreatitis mit Teilnekrose, zu 5 % mit Totalnekrose, wodurch Letalitätsraten von 20–50 % entstehen.

Das **Leitsymptom** ist ein heftiger Abdominalschmerz, welcher nach allen Seiten ausstrahlen kann. Typisch ist ebenfalls die Entwicklung einer elastischen Spannung der Bauchdecke, umgangssprachlich häufig als „Gummibauch“ bezeichnet. Ebenso können sich Ikterus, Ileus, eine Niereninsuffizienz sowie Fieber und Schocksymptomatiken einstellen.

Komplikationen stellen sich meist als Sepsis, Abszesse oder Milzvenenthrombose dar.

Die **Therapie** besteht in der intensivmedizinischen Überwachung und der intravenösen Gabe von Volumen und Glukose (4–6 Liter in 24 Stunden).

Zur Ileusprophylaxe wird eine Magensonde gelegt und eine Nahrungskarenz verordnet.

CAVE | Eine zu lange (bereits nach einem Tag) Nahrungskarenz führt zur Atrophie der Dünndarmzotten.

Es werden Schmerzmittel sowie Protonenpumpenhemmer verabreicht. Chirurgisch besteht die Möglichkeit, minimalinvasiv eventuelle Steine zu entfernen und eine Pankreasdrainage anzubringen. Außerdem ist die Laparotomie (Eröffnung der Bauchdecke) mit Entfernung der Nekrosen und einer Spülung des betroffenen Gebietes jederzeit eine Therapieoption.

Chronische Pankreatitis

Die chronische Bauchspeicheldrüsenentzündung ist eine kontinuierlich oder in Schüben fortschreitende Entzündung mit zunehmendem endokrinen und exokrinen Funktionsverlust. Ursache ist zu 80 % der Alkoholmissbrauch.

Es kommt zu **rezidivierenden Schmerzen**, welche kolikartig sind und Stunden bis Tage anhalten können. Auslöser für die Schmerzen ist häufig die Nahrungsaufnahme. Es entsteht eine Nahrungsintoleranz, besonders gegenüber fettigen Speisen. Nicht selten kommt es zu enormem Gewichtsverlust und der Entwicklung eines Insulinmangel-Diabetes.

Schlüsselmaßnahme der **Therapie** ist die Alkoholabstinenz. Die betroffenen Patienten erhalten zusätzlich eine Diätberatung, in welcher vor allem die vermehrte Kohlenhydrataufnahme und die Verteilung auf 5–7 Mahlzeiten erläutert werden. Bei einem entsprechenden Mangel müssen Enzyme und Insulin substituiert werden. Eine chirurgische Therapie besteht in der Beseitigung von Drainagehindernissen im Pankreasgangsystem und der endoskopischen Teilresektion der Pankreas.

2.7 Erkrankungen der Leber

Einführung in die Physiologie der Leber

Mit einem Gewicht von etwa 1500 g ist die **Leber**, lat. *Hepar*, die größte Drüse und das größte innere Organ des Menschen. Sie hat eine braun-rote Farbe und befindet sich im v. a. rechten Oberbauch, befestigt am Zwerchfell.

Die Nachbarstrukturen der Leber sind die untere Hohlvene (Vena cava inferior), die rechte Niere mit Nebenniere, das Kolon transversum und der Magen einschließlich des Duodenums.

Die Leber hat zwei Anteile: den großen, rechten Leberlappen (Lobus dexter) und den kleinen, linken Leberlappen (Lobus sinister). An der Eingeweidefläche der Leber liegt die Leberpforte (Porta hepatis), die wiederum aus Leberarterie (Arteria hepatica) sowie der Pfortader (Vena portae) und Lebergallengang (Ducuts hepaticus communis) besteht.

Mikroskopisch bestehe die Leber aus Leberzellen, die sich zu Leberläppchen (Lobuli) formieren.

CAVE | Die Leberläppchen sind die eigentliche Funktionseinheit der Leber.

Die Leber ist die **größte Verdauungsdrüse** und ein wichtiges Stoffwechselorgan. Dementsprechend vielfältig sind die Aufgaben der Leber. Sie bildet die Gallenflüssigkeit zur Fettverdauung. Die Leber speichert Glykogen und baut dieses auf und ab zur Konstanthaltung des Blutzuckerspiegels im Körper. Sie ist beteiligt an der Harnstoffsynthese sowie der Herstellung von Gerinnungsfaktoren und dem Aufbau von Plasmaproteinen, welche dem Transport jeglicher Stoffe im Körper dienen. Sie bildet einen Anteil von Prothrombin und Fibrinogen (Gerinnungsfaktoren) und einen Anteil des Heparins (Gerinnungshemmung).

Wissen | Darüber hinaus hat die Leber eine wichtige Entgiftungs- und Schutzfunktion. So wandelt sie bestimmte Fremdstoffe chemisch um und macht sie unschädlich.

Leberzirrhose

Die **Leberzirrhose** beschreibt die irreversible Zerstörung der Leberläppchen und der Gefäßstruktur mit entzündlicher Fibrose und einem knotigen Umbau. Verbreitet ist die Erkrankung vor allem in den USA und Europa, wobei Männer etwa doppelt so häufig wie Frauen betroffen sind.

Die **Hauptursache** ist Alkoholabusus, ferner können Hepatitis, spezifische Bluterkrankungen sowie Tropenkrankheiten eine Leberzirrhose verursachen.

Die Leberzirrhose zeigt sich in klassischen Leberzeichen, welche für alle Leberkrankheiten gelten:

- **Palmarerythem:** eine auffällige Rötung an den Händen, vor allem an den Innenflächen
- **Plantarerythem:** eine auffällige Rötung an den Füßen
- Lacklippen und -zunge
- **Spider naevi:** „Lebersternchen" im Brustbereich, Schulter und Oberarm
- **Gynäkomastie:** Einlagerung von Fettgewebe im Brustbereich
- **Aszitis:** Bauchwassersucht

Zusätzlich können bei einer Leberzirrhose hormonelle Störungen zu Potenzstörungen und dem Ausbleiben der Regelblutung (Amenorrhoe) führen. Die Betroffenen leiden häufig an einem Ikterus und einer erhöhten Blutungsneigung.

Die **Hauptkomplikation** der Leberzirrhose ist der Pfortaderhochdruck (Portale Hypertension). Der normale Druck der Pfortader beträgt etwa 5 mmHg. Bei der portalen Hypertension steigt dieser auf das Doppelte bis Dreifache an und führt zu Ösophagusvarizen und einer Bauchwassersucht.

Nicht selten mündet die Leberzirrhose im Leberkoma (Koma hepaticum) als Folge der hepatischen Enzephalopathie. Dabei handelt es sich um ein hirnorganisches Syndrom, welches durch verschiedene psychische (Stimmungsschwankungen), neurologische (Sprachstörungen, Verwirrtheit) und internistische Symptome gekennzeichnet ist. Das Leberkoma bringt einen typischen Foetor hepaticus (Mundgeruch nach rohem Fleisch) mit sich. Es stellt sich eine Unterzuckerung (Hypoglykämie) und eine erhöhte Blutungsneigung ein. Zudem kommt es zu einem zunehmenden Leberversagen.

Häufig entsteht als **Begleiterscheinung** einer sich im Endstadium befindlichen Leberzirrhose ein Nierenversagen, welches sich in einer sogenannten Oligurie, also einer Verminderung der Harnausscheidung zeigt. Es werden nicht mehr als 400 ml Urin am Tag vom Betroffenen ausgeschieden, was zu einer Retention (Anstieg) harnpflichtiger Substanzen (Ammoniak, Harnsäure, Kreatinin) führt.

Die **Therapiemöglichkeiten** sind äußerst begrenzt. Sie besteht in der Korrektur des Elektrolyt- und Wasserhaushaltes. Aufgrund einer Azotämie (Übersäuerung des Blutes aufgrund hoher harnpflichtiger Substanzen) werden Diuretika verabreicht bzw. eine Dialysetherapie durchgeführt. Eine Heilung ist nur durch eine Lebertransplantation möglich.

Biliäre Zirrhose

Es handelt sich um das Endstadium der chronischen nicht-eitrigen destruierenden Cholangitis, welche autoimmunologisch entsteht. Frauen sind etwa zehnmal häufiger betroffen als Männer.

Die **Biliäre Zirrhose** ist durch uncharakteristische Oberbauchbeschwerden, Pruritus, Abgeschlagenheit und eine dunkle Hauttönung gekennzeichnet. Nicht selten leiden die Patient:innen unter Fettstühlen.

Die **Therapie** besteht in der Stillung des Juckreizes und der Gabe von Vitaminen. Eine Heilung kann nur eine Lebetransplantation bewirken.

Fettleber (Steatosis hepatis)

Von einer **Fettleber** spricht man, wenn mehr als 50 % der Leberzellen mit sogenannten Fettvakuolen (Fett-Tröpfchen) belegt sind. Sind es weniger als 50 %, dann spricht man von einer Leberzellverfettung. Diese Fettvakuolen können die Funktionsfähigkeit der Leber einschränken. Nicht selten entstehen im späteren Verlauf eine Leberzirrhose oder ein Leberzellkarzinom. Im frühen Stadium gibt es eine Chance der Gesundung.

Wissen | Häufig entsteht die Fettleber durch eine Überernährung in Kombination mit Alkoholmissbrauch sowie einem Diabetes mellitus Typ II. Auch spezifische Medikamente können als Nebenwirkung zu einer Fettleber führen.

3 Erkrankungen des Stoffwechsels

Die Lernfragen zu diesem Kapitel finden Sie unter:
https://narr.kwaest.io/s/1121

Lernziele | In diesem Kapitel lernen Sie ...

- die wichtigsten Grundbegriffe zum Stoffwechsel kennen.
- verschiedene Formen von Stoffwechselstörungen kennen.
- Ursachen von Stoffwechselstörungen zu unterscheiden.
- spezifische Symptome zu erkennen.
- die möglichen Folgen von Stoffwechselentgleisungen kennen.
- welchen Einfluss der Stoffwechsel auf den menschlichen Organismus hat.
- den Diabetes mellitus in seiner Ausführlichkeit kennen.
- die Folgen eines Diabetes mellitus kennen.
- die Schilddrüse als das eigentliche Stoffwechselorgan zu verstehen.

Wichtige Begriffe in diesem Kapitel | Stoffwechsel, Metabolismus, Nahrungsaufnahme, Lipidstoffwechsel, Eisenstoffwechsel, Harnsäurestoffwechsel, Kupferstoffwechsel, Eisenstoffwechsel, Diabetes mellitus, Typ I+II, Pankreas, Insulin, Langerhans-Inseln, Diabetes-Diät, Polyurie, Polydipsie, Makro- und Mikroangiopathien, Schilddrüse, TSH, Schilddrüsenhormone, Über- und Unterfunktion

Vorbemerkungen zum Stoffwechsel

Der **Stoffwechsel** ist die Voraussetzung allen Lebens im Organismus. Er beschreibt alle Vorgänge des Auf-, Um- und Abbaus im Körper und wird in Betriebsstoffwechsel (Energiegewinnung) und Baustoffwechsel (Aufbau körpereigener Strukturen) unterteilt.

Der **Energiebedarf** erfährt seine Deckung durch die Nahrungsaufnahme in Abhängigkeit der Körpermaße und körperlichen Arbeit sowie psychischer und hormoneller Faktoren.

Die **Nahrungsaufnahme** wird reguliert durch Hungergefühl, Appetit und Nahrungsbedürfnis. Anschließen sollte sich ein Sättigungsgefühl. Auf die Nahrungsaufnahme wirken verschiedene Einflussfaktoren, darunter Geruchs- und Geschmacksreize, Stimmung, Gewohnheiten und Erziehung sowie die Umgebung.

Wissen | Das Verhältnis zwischen Energiebedarf und Nahrungsaufnahme wird durch das Körpergewicht angezeigt.

Störungen des Lipidstoffwechsels

Die **Hyperlipidämie** ist der zu hohe Fettgehalt im nüchternen Blutserum. Wichtige Blutfette, sog. Lipoproteine, sind Triglyceride, Cholesterin und Phospholipide. Die Hyperlipidämie ist also genauer gesagt eine Störung des Lipidstoffwechsels durch Konzentrationserhöhung eines oder mehrerer Lipoproteine im Plasma. Diese kann primäre oder sekundäre Ursachen haben.

Die **primäre Form** ist genetisch bedingt und hat keine erkennbare Ursache. Sie macht allerdings nur etwa 3 % aller Hyperlipidämien aus.

Die **sekundäre Form** ist gekennzeichnet durch das Bestehen einer Grunderkrankung wie Adipositas, Diabetes mellitus, Hypothyreose (Schilddrüsenunterfunktion) oder die Einnahme östrogenhaltiger Medikamente.

Die **klinische Bedeutung** der Hyperlipidämie liegt in der Entwicklung einer Arteriosklerose, welche wiederum die Ursache für die meisten kardiovaskulären Erkrankungen ist.

Therapeutisch steht eine Diät, also die Umstellung der Ernährungsgewohnheiten und die Verbesserung des Lebensstils, im Vordergrund. Bei der sekundären Form wird die auslösende Ursache beseitigt. So wird zum Beispiel die Hypothyreose oder der Diabetes mellitus behandelt.

Wenn diese Maßnahmen nicht effektiv sind, dann werden Lipidesenker, häufig in Form von Statinen, verabreicht.

Störungen des Harnsäurestoffwechsels

Störungen des Harnsäurestoffwechsels zeigen sich in der Gestalt der **Hyperurikämie**, also der erhöhten Harnsäurekonzentration im Blut. Die Hyperurikämie liegt meist in Verbindung mit dem Metabolischen Syndrom, dem sogenannten „Wohlstandssyndrom“, vor, welches durch zu hohe Blutfettwerte, Übergewicht, Bluthochdruck, Diabetes mellitus, Bewegungsmangel und eben Hyperurikämie gekennzeichnet ist. Von einer Hyperurikämie spricht man, wenn die Konzentration der Harnsäure im Blut einen Wert von 7,0mg/dl überschreitet.

Die **primäre Hyperurikämie** ist angeboren und entsteht durch die Überproduktion von Harnsäure sowie durch die Störung der Harnsäuresekretion in den Nieren.

Die **sekundäre Hyperurikämie** entsteht meist durch eine vermehrte Harnsäurebildung, am häufigsten durch den übermäßigen Genuss von purinhaltigen Nahrungsmitteln wie Fleisch, Wurst und Alkohol. Seltener ensteht die sekundäre Form als Folge einer verminderten Harnsäureausscheidung bei verschiedenen Nephropathien (Erkrankungen der Niere).

CAVE | Übersteigt der Harnsäurespiegel in Plasma und Gewebe die Grenze der Löslichkeit, kann die Harnsäure auskristallisieren. Diese Kristalle lagern sich vorwiegend in Gelenken und in der Niere ab. Es entsteht eine akute Monoarthritis, auch als Gicht bekannt.

Während eines akuten Gichtanfalles besteht die **Therapie** in der Kältebehandlung und der medikamentösen Behandlung. Zur Hemmung der Phagozytenaktivität wird meist Colchicin verabreicht. Die Dauerbehandlung besteht in der Beratung zur purinarmen Kost, der Normalisierung des Körpergewichts und der Erhöhung der Trinkmenge auf über 3 Liter am Tag. Außerdem werden meist Urikostatika zur Verminderung der Harnsäuresynthese (meist Allopurinol) verabreicht.

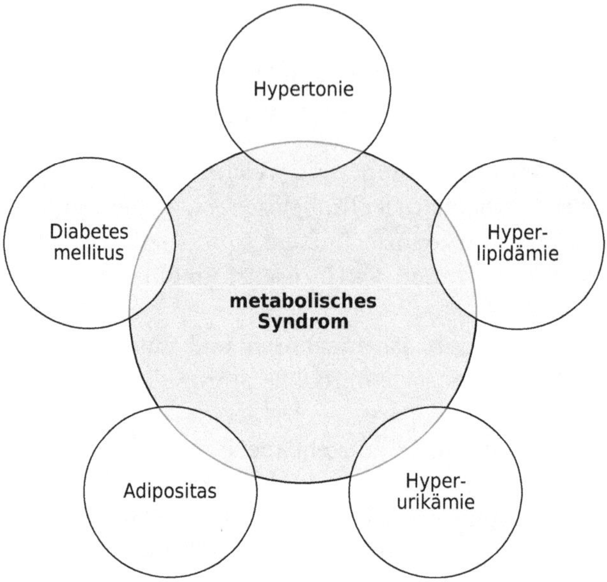

Abbildung 9: Metabolisches Syndrom

Störungen des Eisenstoffwechsels

Die Störungen des Eisenstoffwechsels münden in der **Hämochromatose** und betreffen häufiger Männer.

Eisen wird über die Nahrung aufgenommen und durch den Darm den Eisendepots (Leber und Milz) zugeführt. Bei diesen Patient:innen liegen Resorptionsstörungen vor, sodass ein Vielfaches an Eisen resorbiert wird und die Eisendepots überlagert werden, sodass andere Organe, vor allem Pankreas und Herz, mit einbezogen werden.

Dies äußert sich in **Müdigkeit** und **Leistungsschwäche**. Typisch ist eine Zunahme der Hautpigmentierung, sodass die Haut ein bronzefarbenes Aussehen annimmt. Die Leber vergrößert sich (Hepatomegalie) und es entwickelt sich eine zunehmende Leberzirrhose. Diabetes mellitus, Hypothyreose sowie Libidoverlust sind weitere Folgen.

Therapeutisch werden die Betroffenen zu einer eisenarmen Diät beraten. Ebenso sind regelmäßige Aderlässe empfohlen. Ansonsten werden die Patient:innen medikamentös mit Deferoxamin behandelt, welches überschüssiges Eisen bindet und dann renal (über die Niere) ausgeschieden wird.

Störungen des Kupferstoffwechsels

Die Störungen des Kupferstoffwechsels sind im **Morbus Wilson** zusammengefasst. Es handelt sich um eine Erbkrankheit, die durch eine Synthesestörung im Kupferstoffwechsel gekennzeichnet ist. Es kommt zu einer verminderten Kupferausscheidung über die Gallenwege, sodass es zu Kupferablagerungen in Leber, Hirn, Cornea (Augenhornhaut) und in den Nieren kommt.

Es gibt zwei **Verlaufsformen** des Morbus Wilson, den juvenilen und den erwachsenen Typ. Der juvenile Typ manifestiert sich in der Regel zwischen dem 7. und 15. Lebensjahr und weist eine rasche Progredienz (Fortschreiten) auf. Der erwachsene Typ manifestiert sich zwischen dem 20. und 30. Lebensjahr und weist eine chronische Progredienz auf.

Der Morbus Wilson zeigt sich in einer verhärteten und vergrößerten Leber sowie in der Entwicklung einer Leberzirrhose. Ist das Gehirn betroffen, kommt es zu Sprechstörungen, Dysphagien und sexueller Enthemmtheit, bei Kindern wird dies meist durch Lernstörungen auffällig.

Ein **Kardinalsymptom** des Morbus Wilson ist der Kayser-Fleischer-Cornealring, welcher sich in einer kupferfarbenen Umrandung der Pupille bemerkbar macht.

Die **Therapie** besteht in einer kupferarmen Ernährung sowie der Gabe von Medikamenten, welche Kupfer an sich binden.

Störungen des Muskelstoffwechsels

Die Erkrankungen des **Muskelstoffwechsel** sind die progressive Muskeldystrophie und die Myasthenia Gravis.

Die **progressive Muskeldystrophie** ist eine Erbkrankheit, wobei die klinische Einordnung nach Erkrankungsalter, Erstmanifestation und der genetischen Belastung erfolgt. Die Diagnostik erfolgt molekular-genetisch und durch eine Muskelbiopsie. Es gibt keine spezielle medikamentöse Therapie, es wird lediglich versucht, mit gezielter Krankengymnastik funktionierende Muskelpartien zu erhalten.

Die **Myasthenia Gravis** ist eine Muskelschwäche. Die Ursache liegt in einer Überleitungsstörung der Erregung von Nerven zu Muskeln. Dies macht sich durch eine frühzeitige Ermüdung der Muskulatur bemerkbar. Besonders betroffen ist die Augenmuskulatur, die Schluckmuskulatur und die Zwischenrippenmuskulatur. Auch hier gibt es keine Kausaltherapie.

3.1 Diabetes mellitus

Der **Diabetes mellitus** ist eine chronische Stoffwechselkrankheit, die auf einem absoluten oder relativen Mangel an Insulin beruht und infolgedessen, meist nach längerer Krankheitsdauer, an Blutgefäßen Makro- bzw. Mikroangiopathien und am Nervensystem Neuropathien erkennbar werden. Der Leitbefund des Diabetes mellitus ist die chronische Hyperglykämie (erhöhter Blutzuckerspiegel).

Der Diabetes mellitus wird in vier **Typen** klassifiziert, wobei Typ I und Typ II in der Praxis die dominanteste Rolle spielen.

Die Leitsymptome des Diabetes, insbesondere des Diabetes mellitus Typ I, sind die **Polydipsie** (verstärktes Durstgefühl) und die **Polyurie** (vermehrte Ausscheidung). Die Polydipsie entsteht durch die Veränderungen des Elektrolythaushaltes und der Hyperosmolarität aufgrund der Polyurie, welche nicht nur wegen der vermehrten Flüssigkeitszufuhr entsteht, sondern insbesondere auch, weil die Niere versucht die überschüssige Glukose auszuscheiden.

Zu diesen **Leitsymptomen** kommen ein auffälliger Gewichtsverlust und Heißhunger hinzu. Diese entstehen, da die Glukose den Körperzellen nicht zur Energiegewinnung zugeführt werden kann und der Körper kompensatorisch versucht, Energie durch vermehrten Fettabbau zu gewinnen.

Allgemeine Müdigkeit und fehlende Energiereserven sind ebenso Symptome wie eine schlechte Wundheilungstendenz sowie die Neigung zu Infektionen und Furunkulose (Bildung zahlreicher Furunkel).

Um die Krankheit Diabetes mellitus zu verstehen, ist es wichtig, die **Pathogenese der Diabetestypen** zu kennen.

- **Diabetes mellitus Typ I** entsteht durch eine Zerstörung der B-Zellen der Langerhans-Inseln, wodurch ein absoluter Insulinmangel entsteht. Dieser kann genetisch bedingt sein. Seltener kann er durch Antikörper oder durch die Einnahme von Immunsuppressiva (Medikamente, die das Immunsystem herabsetzen) entstehen. Gleichwohl tritt der Diabetes mellitus Typ I typischerweise zwischen dem 10. und 30. Lebensjahr auf.
- Beim **Diabetes mellitus Typ II** liegen zwei Störungen vor: eine gestörte Insulinsekretion und eine herabgesetzte Insulinwirkung (Insulinresistenz). Der Diabetes mellitus Typ II entsteht oftmals auf dem Boden eines Metabolischen Syndroms, kann aber auch kurzzeitig aufgrund großer Stresssituationen, wie schwere Traumata oder Infektionen, auftreten.

- **Diabetes mellitus Typ III** wird in insgesamt acht spezifische Subtypen (A–H) unterteilt, welche die jeweiligen Ursachen beschreiben. Diesem Typ können genetische Defekte der B-Zellenfunktion (A), genetische Defekte der Insulinwirkung (B), Erkrankungen der exokrinen Pankreas (C) oder Endokrinopathien (D) zugrunde liegen. Des Weiteren kann der Diabetes mellitus durch Medikamente bzw. Chemikalien (z. B. Kortikoide) (E) oder durch Infektionen (F), beispielsweise die Rötelninfektion bei Kindern, hervorgerufen werden. Äußerst selten sind immunologische Diabetesformen (G). Ferner zählen auch mit Diabetes assoziierte Syndrome (H), wie beispielsweise das Down-Syndrom, zum Typ III Diabetes.
- **Diabetes mellitus Typ IV** ist der sogenannte Gestationsdiabetes. Er tritt während der Schwangerschaft erstmalig als Zeichen einer Kohlenhydratstoffwechselstörung auf. In den meisten Fällen verschwindet er nach der Schwangerschaft wieder.

Unabhängig vom Typ kommt es beim Diabetes mellitus neben den oben genannten Leitsymptomen zu einer Reihe **unspezifischer Krankheitszeichen**. Allen voran ist ein verstärktes Schwitzen und eine Gesichtsröte (Rubiosis diabetica) bei den Betroffenen zu beobachten. Darüber hinaus kann es zu nächtlichen Wadenkrämpfen, Sehstörungen und Potenzstörungen sowie Amenorrhoe (Ausbleiben der Menstruation) kommen.

Der dauerhaft erhöhte Glukosespiegel beim Diabetes mellitus birgt die Gefahr für einige schwerwiegende Komplikationen in sich, welche bei den Betroffenen häufig früher oder später auftreten.

So kann es zu **Makroangiopathien** kommen, welche sich als Koronare Herzkrankheit, periphere arterielle Verschlusskrankheit oder ischämischer Schlaganfall zeigen können.

CAVE | Der Schmerz als Warnsignal fehlt aufgrund der begleitenden Neuropathie sehr häufig.

Neben der Schädigung der größeren Blutgefäße kann es auch zu **Mikroangiopathien** kommen. Diese zeigen sich als diabetische Nephropathie, also eine Nierenschädigung, und eine diabetische Retinopathie, im Sinne einer erheblichen Sehbeeinträchtigung bis hin zur Erblindung. Die Mikroangiopathien können sich ebenso in **Polyneuropathien**, also Empfindungsstörungen der Gliedmaßen äußern. Nicht selten entsteht daraus ein diabetisches Fußsyndrom.

Es gibt verschiedene Methoden, um einen Diabetes mellitus zu diagnostizieren. Die simpelste Methode ist die **Blutzuckerbestimmung** im Blut (meist im kapillaren Blut). Nach Möglichkeit sollte der nüchterne Blutzucker (vor der ersten Nahrungsaufnahme) gemessen werden. Normalerweise sollte der Blutzucker unter 110 mg/dl bzw. 6,1 mmol/l liegen. Eine weitere Möglichkeit der **Diagnostik** bietet der orale Glukose Toleranztest (OGTT), bei welchem der Patient bzw. die Patientin Glukose zu sich nimmt und nach etwa 120 Minuten der Blutzucker bestimmt wird. Der Wert sollte hierbei unter 140 mg/dl liegen. Liegt er über 200 mg/dl, ist von einem manifesten Diabetes mellitus auszugehen. Eine gesicherte Diagnose bietet ebenfalls die Bestimmung des HbA_1C-Wertes (sog. Blutzuckergedächtnis) im Blut. Das glykolisierte Hämoglobin gibt Auskunft über die Anlagerung der Glukose an das Hämoglobinmolekül. Der Wert dient ebenso der Langzeitbeurteilung der Blutzucker-Einstellung über die vergangenen 2 Monate. Ist der Wert höher als 6,5 %, ist von einem manifesten Diabetes mellitus auszugehen.

Die **Therapie** eines Diabetes mellitus fußt auf drei Säulen:

- die Diät,
- die Einnahme von oralen Antidiabetika und
- die Insulintherapie.

CAVE | Während Diabetiker vom Typ I immer insulinpflichtig sind, lässt sich der Typ II oft gut mit einer strengen Diät und der Einnahme von oralen Antidiabetika kontrollieren. Im anfänglichen Stadium ist ein Typ II Diabetes reversibel.

Die **Ernährungsempfehlungen für Diabetiker** sehen vor, dass die Nahrung auf möglichst 6–7 Mahlzeiten verteilt wird. Zu den Mahlzeiten sollte Gemüse und Salat gereicht werden, da diese Ballaststoffe, Mineralien und Vitamine enthalten. Auf süßes Obst sollte weitgehend verzichtet werden, da dieses zu viele Disaccharide enthält und der Blutzuckerspiegel rasch ansteigen wird. Es sollten vor allem Vollkornprodukte und Polysaccharide bevorzugt werden. Diese bewirken durch ihre allmähliche Spaltung, dass der Blutzuckerspiegel nur langsam ansteigt, was den Insulinbedarf reduziert. Ebenso sollten Diabetiker wöchentlich Fisch verzehren, da dies zur Verminderung des Cholesterinspiegels führt und somit dem frühzeitigen

Auftreten von Mikroangiopathien vorbeugt. Zur forcierten Ausscheidung von Stoffwechselprodukten und der Begünstigung des Stoffaustausches sollten Diabetiker mindestens zwei Liter zuckerfreie Flüssigkeit am Tag trinken.

Orale Antidiabetika dienen der Verzögerung der Kohlenhydratresorption und sollten immer in Kombination mit einer diabetikergerechten Diät, mit langsam resorbierbaren Oligo- und Polysacchariden, eingenommen werden. Die am häufigsten eingesetzten Präparate sind Biguanide, Sulfonylharnstoffe und Glitazone. Biguanide (z. B. Metformin) bewirken eine verminderte Glukoseresorption aus dem Darm und eine gesteigerte periphere Glukoseverwertung, gleichzeitig mindern sie die Glukoseneubildung. Sulfonylharnstoffe (z. B. Glibenclamid) führen zu einer vermehrten Ausschüttung von endogenem Insulin und somit zur Senkung des Blutzuckerspiegels. Glitazone verbessern die Empfindlichkeit der peripheren Zellen für Insulin.

Bei vielen Patient:innen wird der **Einsatz von Insulin** früher oder später notwendig. Physiologisch wird Insulin in den B-Zellen der Langerhans-Inseln der Bauchspeicheldrüse gebildet. Es verfügt über zwei Effekte, einen Membraneffekt und einen metabolischen Effekt. Insulin fördert den Transport von Glukose, aber auch von Aminosäuren und Kalium, in die Muskel- und Fettzellen (Membraneffekt), außerdem fördert es anabole (aufbauende) Stoffwechselprozesse, wie Glykogen-, Lipid- und Proteinsynthese. Die Therapie mit Insulin birgt das Risiko einer Lipodystrophie (Rückbildung des Fettgewebes) durch die ständigen Injektionen und die Gefahr einer Hypoglykämie (zu niedriger Blutzuckerspiegel) durch Überdosierung oder fehlende bzw. zu geringe Nahrungszufuhr.

3.2 Erkrankungen der Schilddrüse

Vorbemerkungen zur Schilddrüse

Die **Schilddrüse** ist das eigentliche Stoffwechselorgan und liegt als zwei Schilddrüsenlappen vor, welche mit dem Hals verbunden sind. Die Schilddrüse ist etwa 20–40 g schwer und besteht mikroskopisch aus Schilddrüsenzellen, die Thyreozyten. Diese bilden zusammen die funktionelle Einheit der Schilddrüse. Die Hauptaufgabe der Schilddrüse besteht in der Regulation des Grundumsatzes des Organismus, da die Schilddrüse als Regulator in verschiedene Stoffwechselvorgänge involviert ist. Die Schilddrüse setzt zwei

Hormone frei, Levothyroxin (T_4) und Liothyronin (T_3). Im Gewebe wird T_4 zu T_3 umgewandelt. T_3 beschleunigt Stoffwechselprozesse und hat zusätzlich eine Bedeutung bei der Entwicklung von Organen, Knochen und dem Längenwachstum. Die Schilddrüsenhormone spielen eine entscheidende Rolle für die Entwicklung von Kindern, insbesondere des Intellektes.

CAVE | Die Funktionalität der Schilddrüse ist an eine ausreichende Jodversorgung des Körpers gekoppelt.

Euthyreote Struma

Die **Struma** bezeichnet die Vergrößerung der Schilddrüse bei normaler Hormonproduktion. Ebenso liegen keine Entzündung und keine maligne Entartung vor. Die Hauptursache ist der Jodmangel, seltener kommt es während der Pubertät und der Schwangerschaft vorübergehend zu dieser Erscheinung.

Sollte eine konservative **Therapie** mit Jodsubstitution nicht ausreichend sein, so wird die Schilddrüse entweder teilweise oder komplett operativ entfernt.

Hypothyreose

Die **Hypothyreose** ist die Unterfunktion der Schilddrüse, die entweder angeboren oder erworben sein kann.

Bei der **angeborenen Hypothyreose** liegt der Defekt meist in der Hormonbiosynthese bzw. in einer Resistenz gegen eben jene wichtigen Hormone. Die Symptome bei neugeborenen Kindern sind Ikterus, Trinkfaulheit, Obstipation und Bewegungsarmut. Meist fallen sie durch Reifungsrückstände der Knochen und Zähne, geistige- und psychische Retardierung sowie Sprachstörungen und Schwerhörigkeit auf. Spätestens am 5. Lebenstag wird ein TSH-Screening bei Neugeborenen durchgeführt. Die Therapiemöglichkeit besteht in einer möglichst frühen T_4 Substitution.

CAVE | Das Vollbild einer angeborenen Hypothyreose wird als **Kretinismus** bezeichnet.

Die **erworbene Hypothyreose** entsteht durch Entzündungen der Schilddrüse infolge einer Autoimmunerkrankung (sog. Hashimoto-Thyreoiditis), nach einer Strumektomie oder seltener bei einer Hypophysenvorderlappeninsuffizienz. Sie zeigt sich durch Antriebsarmut, Müdigkeit, Desinteresse, Kälteempfindlichkeit sowie trockenes, sprödes Haar und schuppige, trockene Haut. Je nach Ausprägung kann es zusätzlich zu einem körperlichen und geistigen Leistungsabfall kommen. Die einzige Therapieoption ist die Dauersubstitution mit T_4-Präparaten, einschließlich regelmäßiger Kontrolluntersuchungen.

Hyperthyreose

Die Schilddrüsenüberfunktion wird in zwei verschiedene Formen eingeteilt.

Die immunogene **Hyperthyreose** ist auch als **Morbus Basedow** bekannt und durch die Merseburger Trias gekennzeichnet. Dieses Syndrom umfasst die Tachykardie, die Struma und einen Exophthalmus (Heraustechen eines oder beider Augen). Sie entsteht durch eine genetische Disposition, bei der es, häufig erst ab dem 35. Lebensjahr, zu einer Antikörperbildung gegen TSH-Rezeptoren kommt.

Neben dem Morbus Basedow kann die Hyperthyreose auch durch eine Autonomie von Schilddrüsenbezirken entstehen. Die Ursache liegt häufig in einem Jodmangel des Betroffenen.

Symptomatisch zeigt sich die Hyperthyreose als Pendant zur Hypothyreose. Die Betroffenen fallen durch eine motorische Unruhe, Gereiztheit und Schlaflosigkeit auf. Das Bild des Hyperthyreose-Patienten zeichnet sich durch einen schlanken Körpertypus aus. In der Regel zeigt sich eine Sinustachykardie, bei welcher das Herz zwar in erhöhter Frequenz, jedoch trotzdem im physiologischen Rhythmus schlägt. Heißhunger sowie eine Wärmeintoleranz runden das klinische Bild um die besagte Merseburg-Trias ab.

Als **akute Komplikation** besteht die Gefahr des Thyreotoxischen Komas, welches in Stadien von einer Exsikkose (Austrocknung), Herzrhythmusstörungen, extrem hohem Fieber über Bewusstseinseintrübungen bis hin zum letztendlichen Koma führen kann.

Die **Therapie** der Hyperthyreose sieht eine Versorgung mit Thyreostatika vor, welche die Hormonsynthese der Schilddrüse blockieren und so lange verabreicht werden, bis eine Euthyreose (normale Funktionsweise der Schilddrüse) erreicht ist. Bei häufigen Rezidiven, Tumorverdacht oder großen Strumen besteht die Indikation zur operativen Entfernung, der Strumektomie. Diese Entfernung hat zur Folge, dass die Betroffenen für den Rest ihres Lebens entsprechende Hormone substituieren müssen. Bei Morbus Basedow oder kleineren Strumen besteht außerdem die Möglichkeit einer Radio-Jod-Therapie.

4 Erkrankungen des Blutes

Die Lernfragen zu diesem Kapitel finden Sie unter:
https://narr.kwaest.io/s/1122

Lernziele | In diesem Kapitel lernen Sie ...

- die Physiologie des Blutes zu verstehen.
- Blutzellen voneinander zu unterscheiden.
- Blutzellen und deren Unterformen zu charakterisieren.
- Veränderungen in der Blutzusammensetzungen kennen.
- die möglichen Ausgänge von Blutkrankheiten kennen.
- was Anämien sind und was diese zur Folge haben.
- woran man Leukämien erkennt.
- Blut zu beschreiben und seine physiologische Zusammensetzung zu erklären.
- beispielhafte Bluterkrankungen und ihre Entstehung zu verstehen.

Wichtige Begriffe in diesem Kapitel | Blut, Hämatokrit, Plasma, Erythrozyten, Thrombozyten, Leukozyten, Anämie, Agranulozytose, Leukämie, Leukozytose, Granulozyten, Monozyten, Hämoglobin, Sauerstofftransport, Sonderform des Bindegewebes, Thermoregulation, Transportfunktion, Atemgastransport

4.1 Einführung in die Physiologie des Blutes

Bei **Blut** handelt es sich um eine Sonderform von Bindegewebe, die aus Zellen und interzellularer Substanz, dem Blutplasma, besteht. Das Verhältnis von Blutzellen zu Plasma wird als Hämatokrit bezeichnet. Der durchschnittliche Hämatokrit liegt bei Männern bei etwa 47 %, bei Frauen bei circa 42 %.

CAVE | Eine Verringerung des Hämatokrit wird als Hämodilatation, eine Zunahme als Hämokonzentration bezeichnet. Bei der Hämokonzentration besteht eine erhöhte Thrombosegefahr.

Der **Hämatokrit** ist ein Maß für den Anteil der Blutzellen (Erythrozyten, Leukozyten und Thrombozyten) im Gesamtblut. Der übrige Teil des Blutes ist das Plasma, welches zu 90 % aus Wasser besteht und hauptsächlich an Albumine (Proteine) gebunden ist. Das Plasma enthält eine Vielzahl an Substanzen, einschließlich Kohlenhydrate, Fette, Proteine, Mineralstoffe, Elektrolyte, Vitamine, Hormone und Metaboliten. Die Zusammensetzung des Plasmas wird von Nieren und Leber reguliert.

Das Blut erfüllt eine Reihe von wichtigen **Funktionen** im Körper, darunter

- der Transport von Sauerstoff und Nährstoffen durch die **roten Blutkörperchen**,
- die Abwehr gegen Krankheitserreger durch **Plasmaproteine** und **weiße Blutkörperchen**,
- die Steuerung der Blutgerinnung durch **Thrombozyten**,
- die Übertragung von spezifischen **Blutgruppen** und
- die Regulierung des **pH-Werts** sowie
- der **Körpertemperatur**.

Die Regulation der **Blutbildung** erfolgt über hämatopoetische Wachstumsfaktoren, die sogenannten Zytokine. Aus Stammzellen im Knochenmark bilden sich jeweils Vorstufenzellen für die Erythropoese, die Leukopoese und Thrombopoese, wodurch dann entsprechend funktionsfähige Erythrozyten, Leukozyten und Thrombozyten entstehen.

Die Rolle der **roten Blutkörperchen (Erythrozyten)** im Körper ist wichtig für den Transport von Sauerstoff (O_2) und Kohlenstoffdioxid (CO_2), die an den roten Blutfarbstoff Hämoglobin gebunden sind. Erythrozyten haben eine Entwicklungsdauer von ungefähr fünf Tagen und leben etwa 120 Tage, bevor sie überwiegend in der Milz und auch in der Leber abgebaut werden. Der Abbau lässt Bilirubin als Abbauprodukt entstehen. Eine erfolgreiche Reifung der Erythrozyten hängt von ausreichenden Mengen an Eisen, Vitamin B_{12} und Folsäure ab, die dem Körper zur Verfügung stehen müssen.

Die **weißen Blutkörperchen (Leukozyten)** haben in erster Linie die Aufgabe, den Körper vor Krankheitserregern und eindringenden Fremdstoffen zu schützen. Sie können in Granulozyten, Monozyten und Lymphozyten unterteilt werden. Granulozyten machen ungefähr 60 % aller Leukozyten aus und können wiederum in neutrophile, eosinophile und basophile Granulozyten unterteilt werden. Monozyten sind relativ große Zellen, die sich im Abwehrprozess zu Makrophagen (Fresszellen) entwickeln können. Lymphozyten spielen eine entscheidende Rolle bei der Immunabwehr und sind zu 98 % im lymphatischen Gewebe zu finden. Lymphozyten können in B-Lymphozyten und T-Lymphozyten unterteilt werden. Die B-Lymphozyten produzieren Antikörper, während die T-Lymphozyten die zelluläre Abwehr unterstützen.

Die **Blutplättchen (Thrombozyten)** sind ein wichtiger Bestandteil des Blutgerinnungsprozesses. Sie enthalten Serotonin, das für die Zusammenziehung des Kapillarnetzes des Blutes verantwortlich ist. Daher ist die Hauptaufgabe der Thrombozyten, die Gerinnung des Blutes zu gewährleisten.

Die physiologische **Blutgerinnung** ist ein komplexer Prozess, der dafür sorgt, dass Blutungen gestoppt werden und das Blutvolumen erhalten bleibt. Hier folgt eine kurze Zusammenfassung des Ablaufs:

- **Verletzungs- oder Schadenserkennung:** Wenn eine Verletzung oder Schädigung im Körper auftritt, reagieren spezielle Zellen in der Blutgefäßwand, indem sie Signale an den Blutkreislauf senden.
- **Aktivierung der Blutgerinnungsfaktoren:** Diese Signale aktivieren bestimmte Blutgerinnungsfaktoren, die dann aus dem Blutplasma freigesetzt werden.
- **Bildung eines Primärgerinnsels:** Die aktivierten Blutgerinnungsfaktoren interagieren miteinander und bilden ein Primärgerinnsel, das die Verletzungsstelle abdichtet.
- **Koagulationskaskade:** Die Bildung des Primärgerinnsels setzt eine Kaskade von Reaktionen in Gang, die zur Bildung von Thrombin führen. Thrombin ist ein Enzym, das für die Umwandlung von Fibrinogen (einem weiteren Gerinnungsfaktor im Blut) in Fibrin verantwortlich ist.
- **Bildung eines Netzes aus Fibrin:** Das Fibrin bildet ein Netz, das das Primärgerinnsel stabilisiert und dabei hilft, das Blut zu stauen.
- **Abschluss der Gerinnung:** Die Gerinnung ist beendet, wenn alle aktivierten Gerinnungsfaktoren verbraucht und/oder deaktiviert sind. Ein Enzym namens Antithrombin III ist dafür verantwortlich, die meisten Gerinnungsfaktoren zu neutralisieren.

Wissen | Es ist wichtig zu beachten, dass die physiologische Blutgerinnung ein fein abgestimmter Prozess ist, bei dem eine ausgewogene Balance zwischen Gerinnung und Auflösung von Gerinnseln aufrechterhalten werden muss, um das Risiko von Thrombosen und Embolien aber auch von unkontrollierten Blutungen zu vermeiden.

4.2 Erkrankungen des erythropoetischen Systems

Die relevanteste krankhafte Erscheinung der roten Blutkörperchen ist die **Anämie**, die Blutarmut. Bei der Anämie fällt der Gehalt des Blutes an Erythrozyten und/oder des Hämoglobins im Blut unter den Normwert. Dabei spielen Alters- und Geschlechtsunterschiede eine Rolle. Eine Anämie macht sich durch schnelle Ermüdung, Konzentrationsstörungen, blasse Haut sowie Schleimhaut und einen erniedrigten Blutdruck (Hypotonie) bemerkbar. Häufig ist die Herzfrequenz erhöht (Tachykardie).

Die Anämie wird nach dem Hämoglobingehalt der Erythrozyten in vier Formen definiert.

- Die **hypochrome Anämie** beschreibt einen Mangel an Hämoglobin im einzelnen Erythrozyten und zeigt sich am häufigsten als Eisenmangelanämie. Die Anämie durch einen Eisenmangel ist die häufigste chronische Anämie. Sie entsteht durch einen chronischen Blutverlust, bei ungenügender Eisenzufuhr durch die Nahrung, aber auch bei erhöhtem Eisenbedarf während der Schwangerschaft oder in Wachstumsphasen. Symptomatisch macht sich die hypochrome Anämie neben den typischen Zeichen einer Anämie zusätzlich durch Ohrensausen und eine gestörte Zellfunktion bemerkbar, was sich in Mundwinkeleinrissen und Elastizitätsverlust an den Nägeln bemerkbar macht. Bei der hypochromen Anämie ist eine Kausaltherapie möglich, indem man Eisen substituiert.
- Die **hyperchrome Anämie** beschreibt einen Mangel an Erythrozyten, wobei der Hämoglobingehalt in den einzelnen Erythrozyten erhöht ist. Diese Anämieform tritt meist als perniziöse Anämie (Morbus Biermer) in Erscheinung. Ursache der Anämie ist eine Resorptionsstörung des Vitamins B_{12}, welches maßgeblich an der inneren und äußeren Zellerneuerung und insbesondere der Bildung von gesunden Erythrozyten

beteiligt ist. Die Symptome sind denen der hypochromen Anämie sehr ähnlich, wobei zusätzlich Diarrhoe und Parästhesien auftreten können. Bei der hyperchromen Anämie ist eine Kausaltherapie möglich, indem man Vitamin B_{12}, meist in Form von Injektionen, substituiert.

- Die **normochrome Anämie** beschreibt einen gleichmäßigen Verlust von Erythrozyten und Hämoglobin, wobei der Gehalt von Hämoglobin im einzelnen Erythrozyten normal ist. Sie entsteht in der Regel bei akuten Blutungen, beispielsweise durch Aneurysmarupturen, Ösophagusvarizenblutungen oder Polytraumen. Der Blutverlust hat einen Kreislaufschock, also Tachykardie, sowie eine massive Hypotonie zur Folge. Die Therapie besteht in der Gabe von Blutprodukten (Transfusionen) und der Lokalisation und Stillung der Blutungsquelle.
- Die **hämolytische Anämie** ist durch einen Untergang und eine Zerstörung der Erythrozyten gekennzeichnet. Dabei ist der Zellverfall größer als die Neubildung. Die hämolytische Anämie kann unterschiedliche Ursachen haben, wonach sich dementsprechend auch das therapeutische Vorgehen richtet.

4.3 Erkrankungen des leukopoetischen Systems

Agranulozytose

Im Knochenmark und im peripheren Blut fehlen lebenswichtige Granulozyten weitgehend. Es handelt sich bei der **Agranulozytose** um eine allergische Reaktion auf spezifische Medikamente (z. B. Metamizol und verschiedene Antibiotika), welche zu einer Zerstörung der Granulozyten führt.

Dies zeigt sich **leitsymptomatisch** durch eine herabgesetzte Immunabwehr, aus welcher sich im schlimmsten Fall eine Sepsis entwickeln kann. Daraus ergeben sich bei den Betroffenen häufig Schleimhautgeschwüre, Fieber und lokale Lymphknotenschwellungen.

Die **Therapie** besteht in der Gabe von Glukokortikoiden zur Behandlung der massiven Entzündungsreaktion und in der Transfusion von Blutpräparaten.

Leukämie

Häufig umgangssprachlich als Blutkrebs bezeichnet, beschreibt die **Leukämie** eine bösartige Erkrankung des blutbildenden und lymphatischen Systems. Leukämien zeichnen sich durch eine starke Proliferation (Wucherung) von Leukozyten aus. Allerdings werden vor allem die funktionsuntüchtigen Vorstufenzellen der weißen Blutkörperchen gebildet. Diese „Leukämiezellen" breiten sich im Knochenmark aus und verdrängen dabei die üblich stattfindende Blutbildung, wodurch als Begleiterscheinung ein Mangel an Erythrozyten und Thrombozyten entsteht. Sie infiltrieren Organe (v. a. Leber, Milz, Lymphknoten) und beeinträchtigen dadurch deren Funktion. Man unterscheidet die **akute Leukämie**, welche lebensbedrohlich ist und in wenigen Wochen zum Tod führt, und die **chronische Leukämie**, welche anfänglich symptomarm ist und meist über mehrere Jahre verläuft. Sowohl die akute, als auch die chronische Leukämie wird jeweilig nochmals in eine lymphatische und myeloische Form unterteilt.

Je nach Art können die **Symptome** sehr unterschiedlich ausfallen und ausgeprägt sein. Zu den häufigsten Symptomen zählen:

- Gewichtsverlust,
- Muskelschwäche,
- Fatigue (chronische Müdigkeit),
- geschwollene Lymphknoten,
- Leber- und Milzvergrößerung,
- nächtliches Schwitzen und
- Hautirritationen.

Auch die **Therapie** variiert je nach Form und Verlauf der Leukämie. Zum Einsatz kommen Hochdosis-Chemotherapie, Strahlentherapie und Knochenmarks- und Stammzellentransplantation.

4.4 Gerinnungsstörungen

Gerinnungsstörungen können bei einer Person dazu führen, dass das Blut entweder zu schnell oder zu langsam gerinnt. Dies kann zu verschiedenen gesundheitlichen Problemen führen. Gerinnungsstörungen sind Abweichungen vom normalen Gerinnungsprozess des Blutes, der dazu dient, die Integrität des Gefäßsystems zu erhalten und zu verhindern, dass es zu Blutverlusten kommt. Diese Störungen können zu einer erhöhten Blutungsneigung oder zu einer gestörten Blutgerinnung führen, die zu Thrombosen und Herzinfarkten beitragen kann. Es gibt zwei Haupttypen von Gerinnungsstörungen: **Hyperkoagulabilität** (Übergerinnung) und **Hypokoagulabilität** (Untergerinnung).

Eine häufige Form der Gerinnungsstörung ist die **Blutgerinnungsstörung**, bei der das Blut zu schnell gerinnt. Dies kann zu Thrombosen führen, was heißt, dass sich Blutgerinnsel in den Blutgefäßen bilden. Diese Blutgerinnsel können dann Teile des Körpers abschnüren, was zu Schmerzen, Schäden an Geweben und sogar zum Herzinfarkt oder Schlaganfall führen kann.

Eine weitere Form der Gerinnungsstörung ist die **hämorrhagische Diathese**, bei der das Blut zu langsam gerinnt. Dies kann dazu führen, dass eine Person häufiger blutet, auch bei kleinen Verletzungen. Personen mit einer hämorrhagischen Diathese können beispielsweise bei einer Zahnbehandlung oder bei leichten Verletzungen wie Prellungen übermäßig bluten. Diese Gerinnungsstörung kann auch dazu führen, dass innere Blutungen nicht gestoppt werden, was lebensbedrohlich sein kann.

Einige **Ursachen** für Gerinnungsstörungen sind genetisch bedingt, während andere aufgrund von Krankheiten oder medizinischen Bedingungen entstehen können. Krankheiten, die Gerinnungsstörungen verursachen können, sind beispielsweise Leukämie, HIV und Lupus. Einige Medikamente, wie z. B. Antikoagulanzien, die zur Verhinderung von Thrombosen eingesetzt werden, können ebenso eine hämorrhagische Diathese verursachen.

Es ist wichtig, dass Personen mit einer Gerinnungsstörung regelmäßig ärztlich untersucht werden, um das Risiko von Komplikationen zu minimieren. Dies kann durch die Überwachung der Gerinnung und gegebenenfalls durch die Einnahme von Medikamenten oder Bluttransfusionen erfolgen.

5 Erkrankungen des Herzens

Die Lernfragen zu diesem Kapitel finden Sie unter:
https://narr.kwaest.io/s/1123

Lernziele | In diesem Kapitel lernen Sie ...

- die Physiologie des Herzes kennen.
- Symptome von Herzerkrankungen kennen.
- Krankheitsursachen und Risikofaktoren zu charakterisieren.
- unterschiedliche Verlaufsformen und Stadien kennen.
- die möglichen Ausgänge von Herzerkrankungen kennen.
- was Arteriosklerose ist und was diese bedeutet.
- woran man einen Herzinfarkt erkennt.
- Herzrhythmusstörungen zu verstehen.
- Folgen einer Schädigung des Herzes zu charakterisieren.

Wichtige Begriffe in diesem Kapitel | Herz, Cor, Herzmuskel, Myokard, Systole, Diastole, Erregungsbildung- und Leitungssystem, rechte und linke Herzhälfte, Herzklappen, Taschenklappen, Segelklappen, Artriosklerose, Angina pectoris, Koronare Herzkrankheit, Linksherzinsuffizienz, Rechtsherzinsuffizienz, Herzrhythmusstörungen, Herzinfarkt, MONA-BH-Schema, NYHA-Stadien

5.1 Einstieg in die Physiologie des Herzes

Das **Herz** ist ein wichtiger Bestandteil des menschlichen Körpers und es hat eine entscheidende Funktion bei der Regulierung des Blutflusses. Es handelt sich hierbei um kontraktiles Muskelgewebe, das durch seine rhythmischen Kontraktionen dafür sorgt, dass das Blut durch den Körper gepumpt wird. Das Herz besteht aus vier Kammern: die beiden Vorhöfe und die beiden Ventrikeln. Die Vorhöfe sammeln das Blut und pumpen es in die Ventrikel, welche es dann in die großen Blutgefäße (Aorta und Pulmonalarterie) pumpen. Dieser Vorgang wird durch das Zusammenziehen der Herzmuskelzellen ausgelöst.

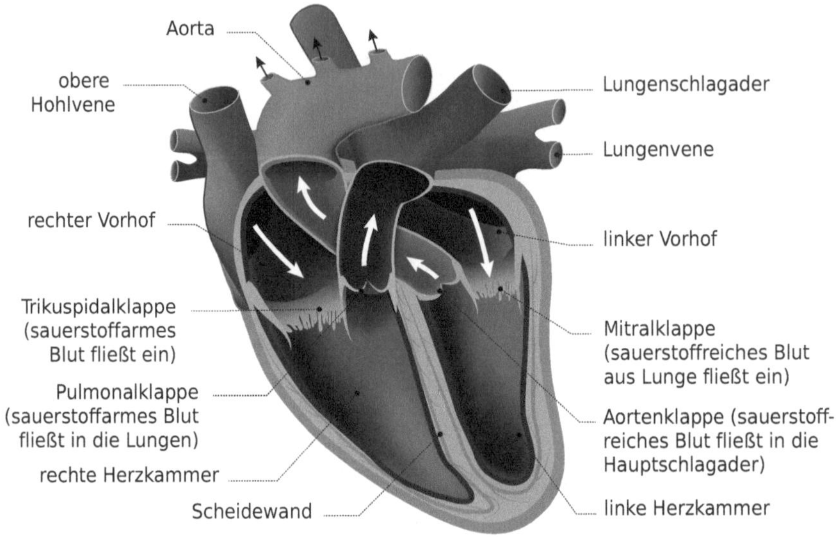

Abbildung 10: Das Herz

Die **Funktionsweise des Herzens** kann in zwei Hauptprozesse unterteilt werden: in den elektrischen und den mechanischen Prozess. Der elektrische Prozess besteht aus der Erregung und Übertragung elektrischer Impulse im Herzmuskel, während der mechanische Prozess die Kontraktion und Entspannung des Herzens beschreibt.

Die **elektrische Erregung** des Herzens beginnt in einer spezialisierten Zelle im rechten Vorhof, dem sogenannten Sinusknoten. Hier findet die Generierung rhythmischer elektrischer Impulse statt, die über spezialisierte Fasern im Herzen weitergeleitet werden. Diese Impulse führen zur Kontraktion des Vorhofs, die den Blutfluss in den rechten Ventrikel antreibt.

Von hier aus werden die Impulse über das His-Bündel weitergeleitet, einem spezialisierten Leitungssystem im Herzen, das die elektrische Erregung des Ventrikels initiiert. Die Kontraktion des Ventrikels führt zur Ejektion (Auswurf) des Blutes in die Lungenarterie und von dort aus in die Lunge, wo es sich mit Sauerstoff anreichern kann.

Nach der Ventrikelejektion wird das Blut über die Lungenvenen zurück in den linken Vorhof transportiert. Hier findet eine neue elektrische Erregung statt, die zur Kontraktion des linken Ventrikels und der Ejektion des gesättigten Blutes in den Körper führt.

Diese **rhythmischen elektrischen Impulse** und die darauffolgende Kontraktion des Herzens ermöglichen es, dass das Blut ständig im Körper zirkuliert und dass Sauerstoff und Nährstoffe zu den Geweben transportiert werden können.

Wissen | Es ist wichtig zu beachten, dass alle Schritte dieses Prozesses eng miteinander verknüpft sind und dass eine Störung in einem dieser Schritte zu einer Fehlfunktion des Herzens und einer Beeinträchtigung des Blutflusses führen kann. Gerinnungsstörungen, Herzrhythmusstörungen und andere Herzerkrankungen können diesen Prozess beeinträchtigen.

5.2 Koronare Herzkrankheit (KHK)

Die **Koronare Herzkrankheit** (KHK) ist die häufigste Erkrankung am Herzen und eine akute oder chronische Störung des Herzens, die aus einem Missverhältnis zwischen Sauerstoffangebot und Sauerstoffbedarf des gesamten Myokards (Herzmuskel) oder bestimmter Myokardbezirke resultiert. Hauptursache ist die Arteriosklerose.

Die **Arteriosklerose** ist eine chronische degenerative (altersbedingte) Veränderung der Arteriengefäßwand, die durch Einlagerung von Fett und Mineralien sowie Zunahme der Grundsubstanz zu einer Verdickung bzw. Verhärtung und zum Elastizitätsverlust der Gefäße führt.

Risikofaktoren für das Entstehen bzw. Fortschreiten einer Arteriosklerose und damit auch der koronaren Herzkrankheit sind Rauchen, Hypertonie, Adipositas, Hyperlipidämie, körperliche Inaktivität, Diabetes mellitus und Stress. Als nicht beeinflussbare Risikofaktoren gelten genetische Disposition, Alter und Geschlecht.

Leitsymptom der KHK ist die **Angina pectoris**, die sogenannte „Brustenge". Es handelt sich dabei um ein Schmerz- oder Druckgefühl in der Brust, das durch eine plötzliche Verringerung des Blutflusses zum Herzmuskel verursacht wird. Normalerweise sorgt eine angemessene Durchblutung des Herzmuskels dafür, dass dieser genügend Sauerstoff erhält. Wenn jedoch durch Arterienverengungen oder Blutgerinnsel die Durchblutung eingeschränkt ist, kann der Herzmuskel nicht mehr ausreichend mit Sauerstoff versorgt werden. Dies kann eine Angina pectoris auslösen. Symptome einer Angina pectoris können Brustschmerzen, Engegefühl oder Druckgefühl in der Brust, Schwäche, Übelkeit, Atemnot, Kälte oder Schwitzen und Schmerzen in anderen Teilen des Körpers, wie dem Arm, dem Rücken, dem Kiefer oder dem Hals, sein. Die **Symptome** treten häufig bei körperlicher Anstrengung, emotionaler Belastung oder bei kaltem Wetter auf und können nach wenigen Minuten wieder verschwinden. Im Falle eines spontanen Verschwindens der Symptome oder einer Reaktion auf das Nitrat-Spray, welches zur Vasodilatation führt, spricht man von einer stabilen Angina pectoris. Eine instabile Angina pectoris liegt vor, wenn die Betroffenen keine Reaktion auf Nitrat zeigen, sie und kann als Vorstufe eines Herzinfarktes gesehen werden.

Die **Behandlung** der Angina pectoris und somit auch der koronaren Herzkrankheit kann Medikamente (Nitrospray), Lifestyle-Änderungen und gegebenenfalls chirurgische Eingriffe wie Koronar-Bypass-Chirurgie oder Angioplastie umfassen.

5.3 Herzinsuffizienz

Die **Herzinsuffizienz** ist eine Muskelschwäche bzw. eine verringerte Pumpleistung des Herzes. Sie beschreibt das Unvermögen des Herzens, das für die Versorgung des Organismus erforderliche Blutvolumen zu pumpen, wodurch ein Missverhältnis zwischen Sauerstoffbedarf und Sauerstoffangebot entsteht.

Die Herzinsuffizienz ist keine eigenständige Krankheit, sondern die Folge bestehender Krankheiten an Herz oder Lunge. Die Ursache einer Herzinsuffizienz liegt meist in einer sich verschlechternden koronaren Herzkrankheit (KHK), einem lange bestehenden Bluthochdruck oder Ermüdungserscheinungen des Myokards.

Ein allgemeines **Symptom** einer Herzinsuffizienz ist die Belastungsdyspnoe, also die rasch einsetzende Atemnot bei körperlicher Belastung. Dazu kommen nachlassende Leistungsfähigkeit, Schwächegefühl, Müdigkeit und Nykturie (nächtlicher Harndrang). Während der Belastungsdyspnoe tritt zusätzlich häufig eine Tachykardie auf.

Die Herzinsuffizienz wird in Rechtsherz- und Linksherzinsuffizienz unterteilt:

- Die **Rechtsherzinsuffizienz** beschreibt die Schwäche der rechten Herzhälfte. Die Aufgabe des rechten Herzes ist der Transport des sauerstoffarmen Blutes in die Lunge. Kann es dieser Aufgabe nicht oder nur teilweise nachkommen, kommt es zum Rückstau des Blutes in das venöse System, wodurch der Druck in den Venen ansteigt und letztlich Blutplasma ins Gewebe abgegeben wird. Dafür verantwortlich ist häufig eine bestehende Linksherzinsuffizienz, ein Klappenfehler des rechten Herzens oder Lungenerkrankungen. Bei Betroffenen zeigt sich das durch gestaute Halsvenen, Ödeme im Fuß und/oder Unterschenkel, Aszites (Bauchwassersucht) und Leber- sowie Milzvergrößerungen (Hepato- und Splenomegalie).
- Die **Linksherzinsuffizienz** ist die Muskelschwäche der linken Herzhälfte. Sie hat die Aufgabe, das in der Lunge mit Sauerstoff angereicherten Blut in die Aorta (Hauptschlagader) zu pumpen, um es dem gesamten Körper zur Verfügung zu stellen. Ursachen für eine Linksherzinsuffizienz sind fortschreitende koronare Herzkrankheit, arterielle Hypertonie, Herzinfarkt oder Herzrhythmusstörungen. Kennzeichen sind vor allem eine massive Dyspnoe, Rasselgeräusche beim Atmen, Lungenödem und Zyanose (bläuliche Verfärbung der Akren/der Haut).

CAVE | Das Lungenödem beschreibt eine Ansammlung von seröser Flüssigkeit in dem Lungeninterstitium (Raum zwischen den Lungenbläschen) oder den Lungenalveolen (Lungenbläschen) mit lebensbedrohlicher Atemstörung.

Die Herzinsuffizienz wird nach der New York Heart Association (NYHA) in vier Stadien eingeteilt:

Wissen | Stadien der Herzinsuffizienz

STADIUM I | Die körperliche Leistungsfähigkeit ist unbeeinträchtigt. Bei größerer Belastung treten Belastungsdyspnoe und Herzrhythmusstörungen auf.

STADIUM II | Es treten leichte Beschwerden bei alltäglicher körperlicher Belastung sowie schnellere Erschöpfung bei stärkerer Belastung auf.

STADIUM III | Die körperliche Leistungsfähigkeit ist deutlich eingeschränkt, sodass es bereits bei geringsten körperlichen Belastungen zu Dyspnoe und Herzrhythmusstörungen kommt. In Ruhe sind die Betroffenen allerdings weitestgehend beschwerdefrei.

STADIUM IV | Die Beschwerden treten bei allen körperlichen Aktivitäten auf, auch in Ruhe. Es kommt zur Orthopnoe, zur Atemnot in Ruhe.

Die Herzinsuffizienz wird durch verschiedene konservative Interventionen behandelt. Die Patient:innen werden zur Gewichtsreduktion und zu einer allgemein gesünderen Lebensweise beraten. Dabei ist es für die Betroffenen wichtig Stress zu vermeiden, Genussmittel zu reduzieren und den Körper zu konditionieren. Darüber hinaus sollte eine salzarme Kost bevorzugt werden. Medikamentös können verschiedene Präparate verabreicht werden. Digitalisglykoside (Herzglykoside) steigern die Kontraktionskraft des Herzmuskels und verlangsamen die Herzfrequenz. Betablocker verringern den Förderdruck, ACE-Hemmer fungieren als Vasodilatatoren. Zur Behandlung der Ödeme werden Diuretika verabreicht.

5.4 Herzrhythmusstörungen

Eine **Herzrhythmusstörung**, auch bekannt als **Arrhythmie**, ist eine Störung im normalen elektrischen System des Herzens, was zu einer Veränderung in Herzfrequenz oder Rhythmus führt. Normalerweise wird das Herz durch den Hauptschaltkreis, den sogenannten Sinusknoten, gesteuert, der den Rhythmus und die Frequenz des Herzschlags bestimmt. Eine Arrhythmie tritt auf, wenn das elektrische System des Herzens gestört wird und die Signale nicht richtig weitergeleitet werden.

Es gibt verschiedene Arten von Herzrhythmusstörungen, die sich in der Art der Störung und dem Ort des Auftretens unterscheiden. Einige Arrhythmien können harmlos sein und keine Symptome verursachen, während andere potenziell gefährlich sein können, insbesondere wenn sie dazu führen, dass das Herz nicht mehr effektiv arbeiten kann. Einige häufige **Arten von Herzrhythmusstörungen** sind Vorhofflimmern, Bradykardie, Tachykardie, Herzblock und ventrikuläre Arrhythmien.

- **Vorhofflimmern** ist eine häufige Form von Herzrhythmusstörung, bei der der Vorhof schnell und unregelmäßig schlägt. Es kann dazu führen, dass Blut in den Vorhöfen staut, was zu einem höheren Risiko für Blutgerinnsel und Schlaganfälle führt.
- **Bradykardie** ist eine Verlangsamung des Herzschlags auf unter 60 Schläge pro Minute. Es kann dazu führen, dass nicht ausreichend Blut durch den Körper gepumpt wird, was zu Symptomen wie Schwindel, Ohnmacht oder Herzstillstand führen kann.
- **Tachykardie** ist eine Beschleunigung des Herzschlags auf über 100 Schläge pro Minute. Es kann auch zu einer unzureichenden Blutversorgung des Körpers führen und zu Symptomen wie Herzklopfen, Kurzatmigkeit oder Herzstillstand.
- **Herzblock** ist eine Störung im elektrischen System des Herzens, bei der die Signale nicht vollständig von einer Kammer zur anderen weitergeleitet werden. Es kann dazu führen, dass das Herz nicht mehr effektiv arbeiten kann und zu Symptomen wie Schwindel, Ohnmacht oder Herzstillstand führen.
- **Ventrikuläre Arrhythmien** sind Herzrhythmusstörungen, die im unteren Teil des Herzens, den Ventrikeln, entstehen. Diese Arrhythmien können lebensbedrohlich sein, da sie zu einem plötzlichen Herzstillstand führen können. Ventrikuläre Arrhythmien können ausgelöst werden durch Vorhofflimmern, Herzinfarkt, Herzinsuffizienz, angeborene Herzerkrankungen oder durch Medikamente.

5.5 Erkrankungen des Myokards

Myokarditis

Die **Myokarditis** ist eine entzündliche Erkrankung der Herzmuskulatur, die die Herzmuskelzellen, das Interstitium (Gewebszwischenraum) und die Herzkranzgefäße betreffen kann.

Wissen | Eine Herzmuskelentzündung wird zu 50 % durch Viren verursacht, kann aber ebenso durch Bakterien, Pilze, Zecken oder selten infolge einer Rheumaerkrankung entstehen.

Die **klinischen Zeichen** einer Myokarditis sind sehr variabel, sie kann also asymptomatisch bis tödlich verlaufen. In der Regel fallen die Betroffenen durch ein plötzlich auftretendes Krankheitsgefühl und den Zeichen einer Herzinsuffizienz auf. Im EKG ist eine Herzrhythmusstörung zu erkennen. Eine chronifizierte Myokarditis kann in eine dilatative Kardiomyopathie übergehen.

Die **Therapie** besteht in der Gabe von Antibiotika und Antiinflammatorika wie Kortikoide und Immunsuppressiva. Die Betroffenen sollten sich körperlich schonen und einer Herzrhythmusstörung sollte entgegengewirkt werden. Eventuell können ein temporärer mechanischer Herzersatz oder eine Herztransplantation vonnöten sein.

Kardiomyopathien

Es handelt sich um eine Gruppe von Erkrankungen des Herzmuskels, die mit einer mechanischen und/oder elektrisch-kardialen Dysfunktion einhergehen. Im Vordergrund eine **Kardiomyopathie** stehen die Hypertrophie (Vergrößerung) des Herzmuskels und/oder die Dilatation (Erweiterung) der Herzhöhlen.

Man unterscheidet hypertrophe, dilatative und restriktive Kardiomyopathien voneinander. Die **dilatative Form** beschreibt eine Vergrößerung des linken oder rechten Ventrikels (Herzkammer) mit herabgesetzter Funktionsfähigkeit. Eine vermehrte Steifigkeit des Myokardgewebes mit Behinderung der links- oder rechtsventrikulären Füllung zeichnet die restriktive

Kardiomyopahtie aus. Die **hypertrophe Kardiomyopathie** meint die Vergrößerung des linken Ventrikels.

Je nach Ausprägung können Kardiomyopathien Angina pectoris, Herzrhythmusstörungen und Dyspnoe auslösen.

Herzinfarkt

Ein akuter **Myokardinfarkt** ist ein totaler Verschluss einer oder mehrerer Koronararterien mit anschließender Ischämie und Nekrose durch einen Thrombus.

Der **Herzinfarkt** zeigt sich klassisch durch einen anhaltenden retrosternalen Schmerz (hinter dem Brustbein) mit Ausstrahlung. Die Betroffenen reagieren nicht auf Nitrat und leiden unter einem Vernichtungsgefühl, Kaltschweißigkeit und Todesangst. Die Symptome ähneln denen des kardiogenen Schocks, bei welchem der Blutdruck abfällt, die Herzfrequenz steigt und sukzessive ein Lungenödem entsteht.

CAVE | Bei Frauen zeigt nur jeden Zweite diese klassische Symptomatik. Sie leiden stattdessen häufig unter Oberbauchschmerzen, Übelkeit, ungewöhnlicher Müdigkeit, Kurzatmigkeit sowie Nacken- und Kieferschmerzen.

Laut der Weltgesundheitsorganisation (WHO) spricht man von einem definierten Herzinfarkt, wenn zwei der drei folgenden Kriterien gelten: typische Symptomatik, typisches EKG, erhöhte Herzenzyme (vor allem Troponin).

Die Akutbehandlung des Herzinfarktes kann im MONA-BH-Schema übersichtlich dargestellt werden.

Wissen | MONA-BH-Schema

M | Morphin
O | Oxygenierung (Sauerstoffgabe)
N | Nitroglycerin/Nitrat
A | ASS (Acetylsalicylsäure)
und
B | Beta-Blocker
H | Heparin

6 Erkrankungen des Gefäßsystems

Die Lernfragen zu diesem Kapitel finden Sie unter:
https://narr.kwaest.io/s/1124

Lernziele | In diesem Kapitel lernen Sie ...

- die wichtigsten Grundbegriffe des Gefäßsystems kennen.
- Arterie, Vene und Kapillare voneinander zu unterscheiden.
- Krankheitsursachen für Gefäßleiden zu charakterisieren.
- unterschiedliche Verlaufsformen von Gefäßleiden kennen.
- die möglichen Komplikationen von Gefäßverschlüssen kennen.
- was Hypoxien und Ischämien sind und was diese bedeuten.
- woran man Gefäßverschlüsse erkennt.
- Krankheiten zu beschreiben und die Pathologie zu verstehen.
- Schlaganfälle und ihre Entstehung zu verstehen.

Wichtige Begriffe in diesem Kapitel | Venen, Arterien, Kapillaren, Blutfluss, Venenklappen, Gasaustausch, Ischämie, Hypoxie, Hypertonie, Bluthochdruck, Hypotonie, Schock, Hypovolämie, Anaphylaxie, Sepsis, Katecholamine, Flüssigkeitssubstitution, Thrombozytenaggregationshemmer, Embolie, Verschluss, Zirkulationsstörung, Schlaganfall, Sprach- und Sprechstörungen, Fazialisparese

6.1 Einführung in die Physiologie des Gefäßsystems

Das **Gefäßsystem** des menschlichen Körpers besteht aus Venen, Arterien und Kapillaren. Diese drei Typen von Blutgefäßen unterscheiden sich nicht nur in ihrer Größe, sondern auch in ihrer Funktion.

- **Venen** sind die Blutgefäße, die das sauerstoffarme Blut vom Körper zum Herzen zurücktransportieren. Sie haben stärkere Wände und einen langsameren Blutfluss als Arterien und Kapillaren.
- **Arterien** sind die Blutgefäße, die das sauerstoffreiche Blut vom Herzen zu den Organen und Geweben transportieren. Ihre Wände sind dicker und elastischer als die von Venen, um den hohen Druck des arteriellen Blutflusses aufzunehmen.
- **Kapillaren** sind die kleinsten Blutgefäße und bilden ein dichtes Netzwerk in allen Körpergeweben. Hier findet der Austausch von Nährstoffen, Sauerstoff und Stoffwechselendlprodukten zwischen dem Blut und den Zellen statt.

Das Gefäßsystem des Körpers ist dafür verantwortlich, den Blutfluss zu regulieren und sicherzustellen, dass alle Zellen ausreichend mit Sauerstoff und Nährstoffen versorgt werden.

Wissen | Das Herz ist das Zentrum des Gefäßsystems und pumpt das sauerstoffreiche Blut durch die Arterien und in die Kapillaren. Von hier aus wird das sauerstoffarme Blut über die Venen zurücktransportiert und zurück zum Herzen geführt, wonach es dann in der Lunge erneut mit Sauerstoff angereichert wird.

Das Gefäßsystem ist ein wichtiger Teil des menschlichen Körpers, der für die Gesundheit und **Funktionsfähigkeit aller Zellen und Organe** unerlässlich ist. Störungen im Gefäßsystem können zu vielen verschiedenen Krankheiten und gesundheitlichen Problemen führen, einschließlich Herz-Kreislauf-Erkrankungen und Durchblutungsstörungen. Daher ist es wichtig, einen gesunden Lebensstil zu führen, um die Gesundheit des Gefäßsystems zu erhalten.

6.2 Erkrankungen des arteriellen Gefäßsystems

Hypertonie

Hypertonie, auch bekannt als Bluthochdruck, ist eine sehr häufige Krankheit, die viele Menschen betrifft. Es handelt sich hierbei um eine Erkrankung, bei der der Blutdruck dauerhaft erhöht ist und nicht mehr im normalen Bereich liegt.

Wissen | Blutdruck ist der Druck, mit dem das Blut gegen die Arterienwände drückt. Normalerweise liegt der systolische Blutdruck (obere Zahl) bei etwa 120 mmHg und der diastolische Blutdruck (untere Zahl) bei etwa 80 mmHg.
Eine Hypertonie wird definiert, wenn der systolische Blutdruck kontinuierlich über 140 mmHg und der diastolische Blutdruck über 90 mmHg liegt.

Hypertonie kann viele **Ursachen** haben, einschließlich genetischer Faktoren, ungesunder Lebensweise, Übergewicht, Stress, Alkohol- und Nikotinkonsum sowie eine Vielzahl von medizinischen Bedingungen wie Diabetes, Nierenerkrankungen oder Schilddrüsenerkrankungen. Sie wird eingeteilt in eine primäre (essenzielle) Form, welche keine direkte Ursache aufweist, jedoch 90 % aller Hypertonien ausmacht, und eine sekundäre Form, welcher eine Grunderkrankung zugrunde liegt, die die Hypertonie auslöst.

Eine unbehandelte Hypertonie kann jedoch **schwerwiegende Folgen** haben, einschließlich Herzinfarkt, Schlaganfall, Nierenversagen und andere Gefäßerkrankungen. Sie kann auch die Gefahr einer Herzinsuffizienz erhöhen, da das Herz stärker arbeiten muss, um das Blut durch die erhöhte Widerstandskraft der Arterien zu pumpen.

Die **Behandlung** von Hypertonie kann je nach Ursache und Schweregrad unterschiedlich sein. Die ersten Schritte zur Behandlung können eine gesunde Ernährung, mehr körperliche Aktivität, Gewichtsreduktion und Verzicht auf Rauchen und Alkohol sein. In schweren Fällen kann eine medikamentöse Therapie erforderlich sein. Es kommen Beta-Blocker, ACE-Hemmer, Calcium-Antagonisten, Diuretika und Sartane zum Einsatz und werden meist in Form einer Kombinationstherapie verwendet, sodass die Betroffenen meist mehrere Präparate gleichzeitig einnehmen.

Hypotonie

Hypotonie, auch als niedriger Blutdruck bezeichnet, ist eine Störung des Blutdrucks, bei der der systolische Blutdruck (obere Zahl) unter 90 mmHg liegt. Der diastolische Blutdruck (untere Zahl) sollte bei einem normalen

Blutdruck mindestens 60 mmHg betragen. Ein niedriger Blutdruck kann auf eine Vielzahl von Ursachen zurückzuführen sein, darunter Dehydratation, Blutverlust, Schock, Herz-Kreislauf-Erkrankungen, Nierenerkrankungen, niedrige Schilddrüsenfunktion, manche Medikamente und bestimmte neurologische Störungen.

Hypotonie kann diverse **Symptome** verursachen, darunter Schwindel, Benommenheit, Übelkeit, Verwirrtheit, Schwäche, Ohnmacht und Konzentrationsschwierigkeiten. In manchen Fällen kann es auch zu Herzklopfen, Brustschmerzen und Kurzatmigkeit kommen. Eine Hypotonie kann jedoch auch asymptomatisch sein und bleibt daher oft unerkannt.

Die **Behandlung** einer Hypotonie hängt von der Ursache ab. In einigen Fällen kann eine einfache Änderung der Lebensweise, darunter eine ausreichende Hydratation, eine ausgewogene Ernährung und regelmäßige Bewegung, ausreichend sein, um den Blutdruck zu stabilisieren. In anderen Fällen kann eine medikamentöse Behandlung erforderlich sein. In schwerwiegenden Fällen ist eine stationäre Behandlung notwendig.

Um eine Hypotonie zu vermeiden, sollte man eine ausgewogene Ernährung aufrechterhalten, sich regelmäßig bewegen und ausreichend hydratisieren. Es ist auch wichtig, den Konsum von Alkohol und Koffein zu begrenzen, um den Blutdruck nicht unnötig zu beeinträchtigen.

Schock

Ein **Schock** beschreibt die unzureichende Durchblutung vitaler Organsysteme unterschiedlicher Ausprägung mit nachfolgender Gewebshypoxie als Ausdruck des Missverhältnisses zwischen Sauerstoffbedarf und Sauerstoffangebot.

Ein Schock kann unterschiedliche **Ursachen** haben, wonach auch die Schockarten eingeteilt sind. Es gibt

- den **hypovolämischen Schock** (durch Flüssigkeitsverluste), den hämorrhagischen Schock (durch eine Blutung),
- den **septischen Schock** (durch eine Infektion),
- den **kardiogenen Schock** (durch Schädigungen des Herzes),
- den **anaphylaktischen Schock** (durch allergische Reaktionen) und
- den **neurogenen Schock** (durch Schädigungen am Nervensystem).

Unabhängig von den Arten äußern sich alle Schockformen durch einen Blutdruckabfall mit gleichzeitiger Erhöhung der Herzfrequenz, Unruhe,

Angst, Blässe, Zittern, Frieren, Schüttelfrost, Kaltschweißigkeit sowie Benommenheit bis zum Koma.

Die **Therapie** besteht im Erkennen und Behandeln der Kausalität, also des auslösenden Faktors. Im Allgemeinen werden den Betroffenen Volumen und Katecholamine, wie Noradrenalin verabreicht, um eine Blutdruckerhöhung zu erreichen. Ebenso finden eine Analgesierung und eventuelle Sedierung statt. Je schneller eine Schocksymptomatik erkannt und behandelt wird, desto besser ist die Prognose.

Periphere arterielle Verschlusskrankheit

Die **periphere arterielle Verschlusskrankheit** (pAVK) ist eine Erkrankung des Gefäßsystems, bei der es zu einer Verengung oder zu einem vollständigen Verschluss der peripheren Arterien kommt. Die peripheren Arterien sind die Blutgefäße, die das Blut vom Herzen zu den Gliedmaßen und Organen transportieren. Eine Verengung dieser Arterien kann dazu führen, dass das Blut nicht ausreichend fließen kann, was zu einer mangelhaften Versorgung der betroffenen Körperteile führt. Sie betrifft zu 90 % die Bein- und Beckenarterien.

Die pAVK ist eine weit verbreitete Erkrankung, die vor allem bei älteren Menschen und/oder Rauchern häufiger auftritt. Die Ursachen für eine pAVK können unter anderem Rauchen, hoher Blutdruck, Diabetes, hoher Cholesterinspiegel und eine familiäre Veranlagung sein.

Ein wichtiges **Symptom** der pAVK ist der Schmerz in den Beinen, insbesondere bei körperlicher Belastung. Dieses Leitsymptom wird als Claudicatio intermittens („Schaufensterkrankheit") bezeichnet. Andere mögliche Symptome können eine Veränderung der Hautfarbe oder -beschaffenheit, Geschwüre oder schlechte Wundheilung, Taubheit oder Kribbeln in den betroffenen Körperteilen sein.

Die **Diagnose** einer pAVK kann mittels Ultraschall, Angiografie oder Doppler-Ultraschall erfolgen. Eine frühzeitige Diagnose ist wichtig, um eine fortschreitende Schädigung der Gefäße zu verhindern und das Risiko weiterer Komplikationen, wie z. B. die Notwendigkeit einer Amputation oder Herz-Kreislauf-Erkrankungen, zu reduzieren.

Die **Behandlung** einer pAVK kann je nach Schweregrad der Erkrankung medikamentös, durch eine ballondilatierende oder stent-basierte Intervention oder durch eine Bypass-Operation erfolgen. Zusätzlich kann eine Änderung des Lebensstils, wie z. B. eine gesunde Ernährung und regelmäßige körperliche Bewegung und Fußpflege helfen, das Fortschreiten der Erkrankung zu verlangsamen oder zu verhindern. Die medikamentöse Therapie besteht in der Gabe von, umgangssprachlich als „Blutverdünner" bezeichneten, Thrombozytenaggregationshemmern.

Als Ultima Ratio besteht die Möglichkeit einer Amputation der betroffenen Extremität.

Arterielle Embolie

Die **arterielle Embolie** ist ein arterieller Verschluss der unteren Extremität, meist der Arteria femoralis und beschreibt einen gefäßchirurgischen Notfall. Sie ist zu über 90 % kardial bedingt und entsteht infolge eines Vorhofflimmerns, eines Herzinfarktes oder einer Endokarditis. Seltener entsteht eine Embolie aufgrund arteriosklerotischer Plaques.

Typisch ist ein peitschenartiger Schmerz und es sind die sogenannten sechs P's erkennbar:

- **Pain** (plötzlicher Schmerz),
- **Paleness** (Blässe),
- **Paresthesia** (Gefühlsstörung),
- **Pulselessnes** (Pulslosigkeit),
- **Paralysis** (Bewegungsunfähigkeit) und
- **Prostration** (Erschöpfung).

Die Therapie besteht in der Revaskularisierung und Rekanalisierung durch Thrombolyse oder Thrombektomie.

Schlaganfall

Beim **Schlaganfall** (auch als Stroke oder *Apoplexia cerebri* bezeichnet) handelt es sich um einen arteriellen Verschluss einer Hirnarterie. Der Schlaganfall kann unterschiedlichste Gestalt annehmen. Es handelt sich hierbei um ein polyätiologisches Syndrom, dass durch ein plötzlich einsetzendes fokal-neurologisches Defizit vaskulärer Ursache gekennzeichnet ist. Anhand der klinischen Zeichen besteht keine sichere Differenzierung zwischen einem ischämischen (80 % aller Fälle) und einem hämorrhagischen (20 % aller Fälle) Schlaganfall.

Als **Risikofaktoren** gelten Rauchen, hohes Alter, Diabetes mellitus, die Einnahme von Kontrazeptiva und Hypertonie.

Wissen | Wie bereits beschrieben kann sich ein Schlaganfall **symptomatisch sehr unterschiedlich** äußern und die Krankheitszeichen können unterschiedlicher Ausprägung sein. Zu den entscheidenden Symptomen zählen Sehstörungen, Sprachstörungen, Hemiparese (Halbseitenlähmung), Fazialisparese (Gesichtslähmung).

Die **Therapie** erfolgt kausal, d. h. bei einem thrombotischen Verschluss wird eine Thrombolyse mit Thrombozytenaggregationshemmern durchgeführt, bei einer Blutung geht es um die Lokalisation und den Verschluss der Blutungsquelle.

6.3 Erkrankungen des venösen Systems

Vorbemerkungen

Wissen | Die Blutstromrichtung der Venen führt, im Gegensatz zu den Arterien, immer zum Herz. Ihre Funktion ist der Rücktransport des Blutes von Organen zum Herz, außerdem dienen sie als Volumenspeicher.

Der kontinuierliche Blutfluss wird durch eine **Kompression** der Venen gewährleistet. Die tiefen Venen werden durch benachbarte Muskulatur komprimiert (Muskel-Venen-Pumpe). Begleitvenen werden durch parallel verlaufende, pulsierende Arterien komprimiert. Dadurch wird die Blutbewegung beschleunigt, gleichzeitig wird der Rückstrom in Richtung Herz durch die Venenklappen garantiert.

Ist ein Mensch dauerhaft immobil, fehlen die Muskelpumpfunktionen. Infolgedessen kommt es zu einer verlangsamten Blutströmung und einer Erhöhung der Viskosität (Zähigkeit) des Blutes. Kommen Gefäßwandschädigungen hinzu, entsteht unter Umständen eine **Thrombose**. Eine Thrombose ist der Verschluss einer oder mehrerer Blutgefäße, meistens von Venen, durch einen Thrombus (Blutgerinnsel), der, wenn er sich löst, zum Embolus wird. Die beschriebenen Mechanismen werden unter der Virchow-Trias zusammengefasst.

Chronische venöse Insuffizienz

Es handelt sich um ein chronisches, venöses Stauungssyndrom infolge einer Mikrozirkulationsstörung der Gefäße, in dessen Folge es zu schweren Venen- und Hautveränderungen kommen kann.

Ein erhöhtes **Risiko** haben Personen, welche adipös sind, häufige Beinverletzungen und -frakturen oder bereits Thrombosen hatten. Frauen sind häufiger betroffen als Männer.

Als direkte **Ursache bzw. Auslöser** gelten Varikosis (Krampfadern), angeborene Defekte der Venenklappen und Thrombose, im Sinne eines post-thrombotischen Syndroms.

Die **Symptome** werden nach den Stadien nach Widmer beschrieben. Im ersten Stadium kommt es zu reversiblen Ödemen sowie dunkelblauen Hautveränderungen am Fußrand. Im folgenden zweiten Stadium gelten die Ödeme als persistierend (andauernd), es kommt zu Veränderungen der Haut im Unterschenkelbereich, zur Hämosiderose (bräunliche Verfärbung) und zum Stauungsekzem. Das dritte Stadium, das Endstadium, ist gekennzeichnet durch die Ausbildung eines Ulcus cruris venosum. Beim **Ulcus cruris** handelt es sich um einen Substanzverlust im distalen Unterschenkelbereich, der meist offen und nässend ist.

CAVE | Es gibt auch das Ulcus cruris arteriosum (häufig als Folge des Diabetes mellitus oder der pAVK) und das Ulcus cruris mixtum.

Die **Therapie** wird zunächst symptomatisch, durch die Hochlagerung der Beine, eine Kompressionstherapie und manuelle Lymphdrainage, vorgenommen. Dies dient der Verbesserung der Mikrozirkulation und der Rückbildung der Ödeme. Bei bestehendem Ulcus kommt das Wundmanagement mit verschiedenen Techniken zum Einsatz. Medikamentös werden Thrombozytenaggregationshemmer verabreicht, außerdem wird eine gute Wirkung von Rosskastanienextrakt beschrieben.

Als Ultima Ratio besteht die Therapie in der stückweisen Amputation der betroffenen Extremität.

6.4 Erkrankungen des Lymphgefäßsystems

Das **Lymphsystem** ist ein wichtiger Teil des menschlichen Körpers, das dazu beiträgt, den Körper vor Krankheiten und Infektionen zu schützen. Es besteht aus einem Netzwerk von Gefäßen, Lymphknoten, Milz und Thymusdrüse und ist für die Überwachung und Abwehr von Krankheitserregern und Fremdpartikeln zuständig.

Das Lymphsystem beginnt mit den kleinen Lymphgefäßen, die sich durch den gesamten Körper erstrecken, um Flüssigkeit und abgestorbene Körperzellen aufzunehmen. Die Flüssigkeit, bekannt als Lymphflüssigkeit, strömt durch das Lymphsystem und wird dabei von Lymphknoten gefiltert. Diese Lymphknoten sind Knoten aus Lymphgewebe, die Antikörper produzieren, die dann gegen Krankheitserreger eingesetzt werden.

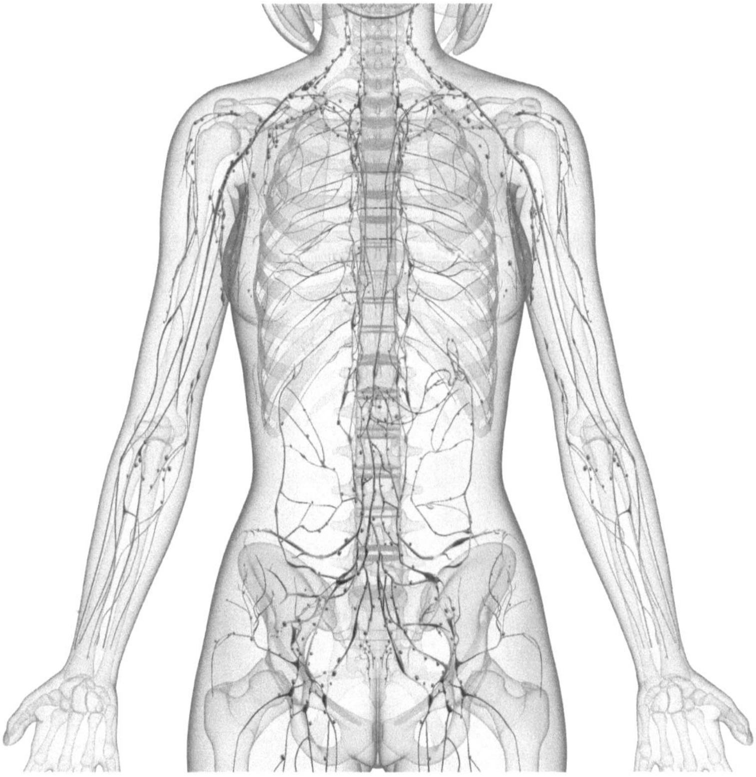

Abbildung 11: Das Lymphsystem am Beispiel einer Frau

Die **Milz** ist ein wichtiger Bestandteil des Lymphsystems und dient als ein zentraler Sammelpunkt für abgestorbene Blutzellen und als Produktionsstätte für Lymphozyten. Die Thymusdrüse, die sich hinter dem Brustbein befindet, ist ebenfalls ein wichtiger Teil des Lymphsystems und dient der Herstellung und Reifung von T-Zellen, die eine wichtige Rolle in der Abwehr von Krankheiten spielen.

Das Lymphsystem arbeitet eng mit dem kardiovaskulären System zusammen, um den Körper vor Krankheiten und Infektionen zu schützen. Es hilft, Schadstoffe aus dem Körper zu entfernen und den Flüssigkeitshaushalt im Körper aufrechtzuerhalten. Ein gesundes Lymphsystem ist daher von großer Bedeutung für das allgemeine Wohlbefinden und die Gesundheit eines Individuums.

Wissen | Störungen im Lymphsystem, wie Lymphstau oder Lymphödeme, können zu gesundheitlichen Problemen führen. Diese Störungen können aufgrund von Verletzungen, Operationen oder Krankheiten auftreten und können zu Schmerzen, Schwellungen und eingeschränkter Beweglichkeit führen. Eine rechtzeitige Diagnose und Behandlung dieser Störungen ist daher von großer Bedeutung.

7 Erkrankungen des Atmungssystem

Die Lernfragen zu diesem Kapitel finden Sie unter:
https://narr.kwaest.io/s/1125

Lernziele | In diesem Kapitel lernen Sie ...

- die wichtigsten Grundbegriffe des Atmungssystems kennen.
- die physiologische Atmung kennen.
- Ursachen und Risikofaktoren zu identifizieren.
- unterschiedliche Verlaufsformen von Lungenerkrankungen kennen.
- die möglichen Ausgänge von chronischen Atemwegserkrankungen kennen.
- was Asthma sind und was diese bedeuten.
- woran man Atemwegsstörungen erkennt.
- pathologische Phänomene zu beschreiben und die physiologische Atmung zu verstehen.
- Lungenembolien und ihre Entstehung zu verstehen.

Wichtige Begriffe in diesem Kapitel | Atmung, Respiration, Sauerstoff, Kohlenstoffdioxid, Atemwege, Alveolen, Gasaustausch, Inspiration, Exspiration, Obstruktion, COPD, Asthma bronchiale, Bronchitits, Rauchen, Stridor, Dyspnoe, Orthopnoe, Apnoe, Kohlenstoffmonoxid, Hämoptyse

7.1 Einführung in die Physiologie des Atmungssystems

Das **Atmungssystem**, auch als **Respirationssystem** bezeichnet, ist ein wichtiger Teil des menschlichen Körpers. Es dient der Gewinnung von Sauerstoff und der Abgabe von Kohlenstoffdioxid.

Das Atmungssystem besteht aus den unteren und oberen Atemwegen. Die **unteren Atemwege** umfassen die Bronchien, die Lungenbläschen (Alveolen) und die kleinen Blutgefäße, die sie umgeben. Die **oberen Atemwege** sind die Nasen- und Rachenhöhle, die Kehlkopfregion und die Stimmbänder.

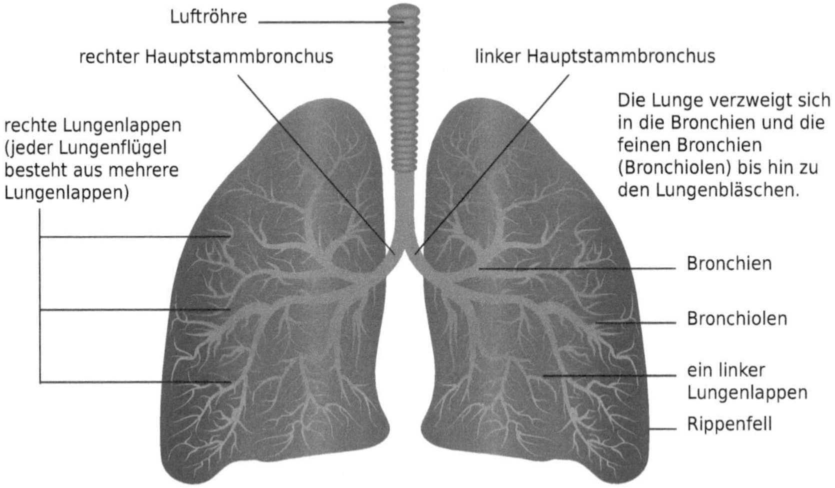

Abbildung 12: Die Lunge

Während des Atemzyklus wird Luft aus der Umgebung über die Nase oder den Mund in die Lunge eingesogen. Hierbei wird die Lunge ausgedehnt, wodurch ein Unterdruck entsteht, der durch den Zug der Bronchien und Alveolen gesteuert wird. Die Dehnung der Lungen führt zur Ausdehnung der kleinen Blutgefäße, die das Lungengewebe umgeben. Dadurch wird das Blut im Lungengewebe komprimiert und verdrängt, wodurch Sauerstoff aus den Alveolen in das Blut diffundiert.

Nach dem Einatmen (Inspiration) strömt die Luft aus den Alveolen in die Bronchien und aus den Bronchien in die Nasen- und Rachenhöhle. Hierbei wird Kohlenstoffdioxid aus dem Blut in die Alveolen abgegeben, wodurch es ausgeatmet (Exspiration) werden kann.

Wissen | Ein wichtiger Mechanismus, der dafür sorgt, dass die Atmung stets unter Kontrolle bleibt, ist das Zentralnervensystem. Es reguliert die Atmung durch das Zusammenspiel von Nerven, die Signale an die Muskeln und das Gewebe des Atmungssystems senden, und von denen, die Signale von den Atemwegen empfangen.

Das Atmungssystem sorgt für eine kontinuierliche Zufuhr von Sauerstoff und die Abgabe von Kohlenstoffdioxid, was für den Stoffwechsel und die Körperfunktionen unerlässlich ist.

7.2 COPD

Die **Chronic obstructive pulmonary disease**, zu Deutsch: chronische obstruktiven Lungenkrankheit, beschreibt eine chronisch, progrediente Erkrankung der Bronchien und/oder der Lunge mit nicht reversibler Obstruktion (krampfartige Verengung) der Atemwege und Dyspnoe. Man unterscheidet zwei Formen der **COPD**:

- die chronisch-obstruktive Bronchitis und
- das obstruktive Lungenemphysem.

Chronische Bronchitis

Laut der WHO spricht man von einer chronischen Bronchitis, wenn Husten und Auswurf in zwei aufeinanderfolgenden Jahren in mindestens drei aufeinanderfolgenden Monaten pro Jahr auftreten.

Die **chronische Bronchitis** betrifft zu 90 % Raucher oder Exraucher, seltener liegen andere Ursachen, wie extreme Staubbelastungen im Bergbau, dieser Erkrankung zugrunde.

Es kommt zunächst zu einer Zerstörung des Flimmerepithels der Bronchien und dadurch zu einer vermehrten Schleimsekretion. Auf dem Boden dieser Verschleimung entstehen Infektionen, in deren Folge die Bronchiolen kollabieren. Dieser Kollaps führt zur eigentlichen Obstruktion.

Die **Symptome** richten sich nach den drei Graden der chronischen Bronchitis.

- Im **ersten Grad** gibt es jahrelang keine Beschwerden, irgendwann kommt es zu morgendlichem Husten mit schleimig-weißem Auswurf, umgangssprachlich als „Raucherhusten“ bezeichnet.
- Im weiteren Verlauf (**Grad zwei**) kommt es oft zur anfallsartigen Belastungsdyspnoe sowie zu einem merklichen Leistungsabfall. Es treten immer häufigere, infektiöse Exazerbationen auf, wobei Kälte und Nebel die Obstruktion verstärken.

- Im **dritten Grad** kommt es zu zusätzlichen Komplikationen wie Rechtsherzinsuffizienz, respiratorische Insuffizienz oder Lungenemphysem.

Die **Behandlungsstrategie** besteht im Durchbrechen des Teufelskreises der chronischen Bronchitiden mittels geeigneter Medikamente, die den Schleim lösen. Atemwegsinfektionen sollten konsequent antibiotisch behandelt werden. Eventuell wird eine antiobstruktive Dauertherapie mit Sympathomimetika oder Parasympatholytika abhängig von der Stärke der Symptome zur Verfügung gestellt.

CAVE | Hustendämpfer sind nicht indiziert, da sie den Abtransport der Sekrete aus den Atemwegen verhindern.

Lungenemphysem

Das **Lungenemphysem** beschreibt eine irreversible Überblähung der Lunge. Das Lungenemphysem ist eine fortschreitende Lungenerkrankung, bei der sich die normalen Lungengewebe und Alveolen (kleine Luftbläschen in den Lungen) über einen längeren Zeitraum beschädigen. Dies führt zu einer Störung der normalen Atmung und einer Einschränkung der Sauerstoffaufnahme und Kohlenstoffdioxidabgabe.

Die Pathophysiologie des Lungenemphysems basiert auf einer Schädigung der elastischen Fasern und Gewebe in den Alveolen, die für die Rückstellung der Lunge nach dem Ausatmen verantwortlich sind. Die beschädigten Alveolen verlieren ihre Fähigkeit, sich wieder zu entfalten, was dazu führt, dass sie sich nicht mehr vollständig entleeren und Teile der Luft eingeschlossen bleiben. Die beschädigten Alveolen bilden sich zu größeren Bläschen zusammen, was die Sauerstoffaufnahme beeinträchtigt und die Entstehung einer Kohlenstoffmonoxidvergiftung fördert.

Ein weiterer wichtiger Faktor in der Pathophysiologie des Lungenemphysems ist die Überproduktion von Enzymen, die das Lungengewebe beschädigen. Diese Enzyme werden von den entzündeten Zellen in den Alveolen freigesetzt und führen zur Zerstörung des Lungengewebes.

Die durch das Lungenemphysem verursachte Schädigung des Lungengewebes führt auch zu einer Veränderung der Blutzufuhr zu den Lungen. Dies kann zu einer Verminderung der Sauerstoffaufnahme und einer Überlastung des Herzens führen. Diese Veränderungen können schließlich zu einer koronaren Herzkrankheit, einem Herzinfarkt oder einer Herzinsuffizienz führen.

Leitsymptom ist eine chronische Atemnot durch verminderte Gasaustauschfläche, welche belastungsabhängig rasch zunimmt. Die Betroffenen zeigen oft eine Zyanose und einen sogenannten Fassthorax, welcher durch fast horizontal verlaufende Rippen gekennzeichnet ist.

Die Schlüsselmaßnahme in der **Behandlungsstrategie** ist der Verzicht auf das Rauchen. Die medikamentöse antiobstruktive Therapie ist im Wesentlichen die des Asthma bronchiale. Die häufigen bakteriellen Atemwegsinfekte sollten konsequent antibiotisch behandelt werden. Ansonsten ist in der Regel ab einem bestimmten Stadium eine Sauerstofflangzeittherapie über mindestens 18 Stunden pro Tag indiziert.

7.3 Asthma bronchiale

Das **Asthma bronchiale** ist eine anfallsweise auftretende Atemnot durch ganz oder teilweise reversible Atemwegsobstruktion.

Es gibt zwei **Hauptformen** des Asthmas, das allergische und das nicht-allergische Asthma, welches häufiger vorkommt.

Leitsymptom sind Atemnotanfälle mit typisch erschwerter und verlängerter Ausatmung und giemenden, pfeifenden und brummenden Atemgeräuschen, dem sogenannten exspiratorischen Stridor. Zu Beginn des Anfalls tritt häufig Husten auf. Die Betroffenen leiden während des Anfalls unter Erstickungs- und Todesangst und nehmen eine typische Asthmatikerstellung ein, bei welcher sie sich instinktiv nach vorn gebeugt abstützen. Zum Anfallsende husten die Asthmatiker:innen zähen, glasigen Schleim ab.

- Beim **allergischen Asthma** besteht die Therapie in einer konsequenten Allergenkarenz, das heißt, dass die allergische Noxe (Schaden) möglichst vermieden werden soll. Besteht die Möglichkeit einer Hyposensibilisierung, ist diese ebenfalls eine Therapieoption.
- Beim **nicht-allergischen Asthma** besteht die Therapie in der Verminderung von respiratorischen Infektionen durch entsprechende Schutzmaßnahmen, in der Vermeidung von körperlicher Überlastung und in der Überprüfung der eingenommenen Medikamente, da einige Medikamente Asthmaanfälle verstärken oder begünstigen können (z. B. Acetylsalicylsäure).

Im Allgemeinen sollten die Patient:innen zu Atemübungen und Entspannungsmaßnahmen geschult werden und Bedarfsmedikamente (Bronchospasmolytika) sollten je nach Schweregrad verabreicht werden.

CAVE | Bronchospasmolytika sind Substanzen, die über eine Erschlaffung der Bronchialmuskulatur die Atemwege erweitern. Hauptvertreter sind: Sympathomimetika, Parasympatholytika und Theophylline.

7.4 Lungenembolie

Eine **Lungenembolie** ist der Verschluss einer oder mehrerer Lungenarterien durch einen Embolus aus dem venösen System.

Die **Ursache** für eine Lungenembolie ist in der Regel eine tiefe Beinvenenthrombose. Daher gelten die Risikofaktoren der Thrombose auch für die Lungenembolie.

Aufgrund des Verschlusses kommt es zum akuten Anstieg des Lungengefäßwiderstandes und zum Anstieg des Druckes, mit dem das Herz arbeitet, wodurch eine Rechtsherzinsuffizienz und akuter Lungenhochdruck entsteht. Durch diese Einschränkungen kommt es zum Abfall des Herzminutenvolumens (HMV), wodurch letztlich eine Hypoxie (Sauerstoffunterversorgung) entsteht. Die Folge ist ein Kreislaufschock mit stark erniedrigtem Blutdruck bei gleichzeitig erhöhter Herzfrequenz.

Entsprechend dieser **Pathogenese** werden die Betroffenen durch massive Dyspnoe, Tachypnoe (beschleunigte Atemfrequenz), Zyanose und atemabhängige Schmerzen symptomatisch. Als Zeichen der akuten Rechtsherzinsuffizienz treten häufig gestaute Halsvenen auf und es kann zur sogenannten Hämoptyse, dem Bluthusten, kommen.

Die **Therapie** besteht in der Oberkörperhochlagerung und Sauerstoffgabe. Zusätzlich werden Analgetika und Sedativa verabreicht, da Schmerzen und Angst den Sauerstoffbedarf zusätzlich steigern. Zur Kreislaufstabilisierung werden Katecholamine, meist Noradrenalin, verabreicht. Die Kausaltherapie besteht in der Antikoagulation mit akuten Bolus-Gaben und einer nachgeschalteten Langzeittherapie.

Wissen | Die Prognose der Lungenembolie ist abhängig von Alter, Ausmaß der Embolie und den Co-Morbiditäten. Entscheidend sind ein frühzeitiges Erkennen und eine schnelle Therapie.

Sonderformen der Lungenembolie sind die Luftembolie, bei der Luft ins venöse System eintritt, die Fettembolie als Folge einer Fettabsaugung oder größerer Knochenbrüche, und die Fruchtwasserembolie, bei welcher während der Schwangerschaft Fruchtwasser ins venöse System gelangt.

8 Erkrankungen des Harnsystems

Die Lernfragen zu diesem Kapitel finden Sie unter:
https://narr.kwaest.io/s/1126

Lernziele | In diesem Kapitel lernen Sie ...

- die wichtigsten Grundbegriffe des Urogenitalsystems kennen.
- einzelne Abschnitte des Harnsystems zu unterscheiden.
- Ursachen für Erkrankungen des Harnsystems zu charakterisieren.
- unterschiedliche Erkrankungen des Harnsystems kennen.
- die möglichen Folgen von Schädigungen kennen.
- was Niereninsuffizienzen sind und was diese bedeuten.
- woran man Schädigungen des Harnsystems erkennt.
- Steine und ihre Entstehung zu verstehen.

Wichtige Begriffe in diesem Kapitel | Nieren, Harnleiter, Blase, Harnröhre, Nierensteine, Nierenversagen (akut und chronisch), Blutfilterung, Flüssigkeit- und Elektrolythaushalt, Harnbildung, Renin-Angiotensin-Aldosteron-System, Harnwegsinfektionen, Bowman-Kapsel, harnpflichtige Substanzen (Kreatinin, Harnsäure, Harnstoff), Filtration

8.1 Einstieg in die Physiologie des Harnsystems

Das **Harnsystem**, auch als **Urogenitalsystem** bezeichnet, ist ein komplexes System, das aus verschiedenen Organen und Strukturen besteht, die zusammenarbeiten, um Überschüsse an Flüssigkeit und Abfallstoffe aus dem Körper zu entfernen. Die Hauptorgane des Harnsystems sind die Nieren, Harnleiter, Blase und Harnröhre.

Die **Nieren** spielen eine entscheidende Rolle bei der Regulierung des Flüssigkeits- und Elektrolythaushaltes im Körper und sind für die Ausscheidung von Abfallstoffen, wie Ammoniak, Stickstoff und Harnstoff, verantwortlich.

Die Nieren filtern Blut, indem sie überschüssige Flüssigkeit und Abfallstoffe aus dem Blut aufnehmen und diese in Form von Urin produzieren.

Der Harn wird von den Nieren über die Harnleiter zur Blase transportiert. Die Blase ist ein muskuläres Hohlorgan, das sich mit Urin füllt und ihn bei Bedarf ausstoßen kann. Die Kontraktion der Blasenmuskulatur wird durch den Willen des Menschen oder reflexartig durch den *Nervus sacralis* ausgelöst.

Die Harnröhre verbindet die Blase mit der Außenwelt und ermöglicht den Ausstoß des Urins. Die Kontraktion der Blasenmuskulatur und die Entspannung der Harnröhrenmuskulatur ermöglichen den Urinfluss.

Das Harnsystem arbeitet auch eng mit dem endokrinen System zusammen, insbesondere mit der Nebennierenrinde und den Sexualhormonen, um den Elektrolythaushalt, die Körpertemperatur und die Fruchtbarkeit zu regulieren.

Das Harnsystem ist ein Teil des Körpers, der entscheidend zur Gesundheit und zum Wohlbefinden beiträgt. Störungen im Harnsystem, wie Infektionen, Nierenerkrankungen und Blasenentleerungsstörungen, können zu ernsthaften gesundheitlichen Problemen führen und sollten daher frühzeitig erkannt und behandelt werden.

Die **Harnbildung** ist ein komplexer Prozess, der in den Nieren stattfindet. Die Nieren tragen dazu bei, dass das Blut gereinigt wird und dass wichtige Stoffe im Körper im richtigen Verhältnis gehalten werden.

Wissen | Harnbildung

Der Prozess der Harnbildung ist in mehrere Schritte unterteilt.

- **Filtration:** Dies ist der erste Schritt in der Harnbildung. Hierbei wird Blut aus den renalen Arterien in die Nieren gepumpt und durch kleine Kapillaren in den Glomeruli gefiltert. Die Glomeruli sind Netze aus Kapillaren, die in den Nieren liegen. Hierbei werden große Moleküle, wie z. B. Eiweiß, und Abbauprodukte aus dem Blut aufgrund ihrer Größe zurückgehalten, während kleinere Moleküle, wie Glukose und Elektrolyte, in die Nieren Bowman-Kapsel eindringen können.
- **Reabsorption:** Im zweiten Schritt werden wichtige Substanzen, wie Glukose und Elektrolyte, aus dem Bowman-Raum wieder in den Blutkreislauf aufgenommen. Dies geschieht in den proximalen und

distalen Tubuli, die sich in den Nieren befinden. Hierbei werden Enzyme eingesetzt, um die Substanzen aus dem Bowman-Raum in die Nierenzellen zu transportieren.
- **Sekretion:** Im dritten Schritt werden unerwünschte Stoffe, wie Harnsäure, in den Bowman-Raum ausgeschieden. Hierbei werden sie aus den Nierenzellen in den Bowman-Raum transportiert.
- **Konzentration:** Im vierten Schritt wird die Zusammensetzung des Harns kontrolliert, indem überschüssige Flüssigkeit aus dem Harn ausgeschieden und Elektrolyte hinzugefügt werden. Hierbei werden spezielle Transportproteine und Enzyme eingesetzt, um die Konzentration des Harns zu regulieren.
- **Ausscheidung:** Schließlich wird der Harn aus den Nieren durch die Harnleiter in die Blase geleitet und ausgeschieden.

Das **Renin-Angiotensin-Aldosteron-System** (RAAS) ist ein wichtiger Regulatormechanismus, der den Blutdruck und den Elektrolythaushalt justiert. Es ist ein Netzwerk aus Enzymen, Hormonen und Rezeptoren, das sich über mehrere Organe erstreckt, einschließlich Niere, Herz und Blutgefäße.

Das RAAS beginnt in den Nieren, wo das Enzym Renin produziert wird. Dies geschieht vor allem dann, wenn der Blutdruck zu niedrig wird oder wenn es zu mangelnder Nierenarteriendurchblutung kommt. Renin wandelt Angiotensinogen, ein Protein, das in der Leber produziert wird, in Angiotensin I um. Dieses Angiotensin I wird dann von einem weiteren Enzym, Angiotensin-Converting-Enzym (ACE), in Angiotensin II umgewandelt.

Angiotensin II ist ein starkes Vasokonstriktor-Hormon, das den Blutdruck erhöht, indem es die Blutgefäße verengt. Es führt auch dazu, dass mehr Aldosteron produziert wird, ein Hormon, das den Natriumspiegel im Blut erhöht und den Kaliumspiegel senkt. Diese Änderungen des Elektrolythaushalts tragen ebenso zur Erhöhung des Blutdrucks bei.

Zusätzlich stimuliert Angiotensin II die Freisetzung von Adrenalin und Noradrenalin, was wiederum den Herzschlag und die Herzfrequenz erhöht und die Gefäße noch enger werden lässt. Es fördert auch die Absorption von Natrium und Wasser im Darm und führt zu einer Verringerung der Ausscheidung von Natrium und Wasser durch die Nieren.

Wenn der Blutdruck ausreichend hoch ist, wird weniger Renin produziert. Dies wiederum reduziert die Produktion von Angiotensin II, Aldosteron sowie Adrenalin und Noradrenalin, was zu einer Verringerung des Blutdrucks führt.

In Fällen von Hypertonie kann das RAAS überaktiv sein, was zu einer ständigen Produktion von Angiotensin II und Aldosteron führt. Diese übermäßige Stimulation kann auch zu Schäden an den Blutgefäßen und anderen Organen führen, einschließlich Herz, Gehirn und Nieren.

8.2 Entzündungen des Harnsystems

Entzündungen im Harnsystem, auch bekannt als **Harnwegsinfektionen** oder UTIs (Urinary Tract Infections), sind eine häufige und unangenehme Gesundheitsstörung, die sowohl Männer als auch Frauen betreffen kann. Es handelt sich dabei um eine Infektion, die an einer Stelle entlang des Harnsystems auftritt, das von den Nieren über die Harnleiter, die Blase und die Harnröhre reicht. Die meisten UTIs sind Infektionen der Blase.

Eine UTI wird in der Regel durch Bakterien **ausgelöst**, die durch die Harnröhre in die Blase gelangen. Frauen haben ein höheres Risiko, an UTIs zu erkranken, da ihre Harnröhre kürzer ist und die Blase somit leichter für Bakterien zugänglich ist. Eine schwache Immunität, strukturelle Anomalien im Harnsystem, Harnstauungen oder eine Einschränkung der Harnflussrate können ebenfalls zu einer UTI beitragen.

Die **Symptome** einer UTI können je nach Schweregrad und Standort der Infektion variieren, aber typische Symptome sind häufiger Harndrang, brennender Schmerz beim Wasserlassen, dunkler oder trüber Urin und Blut im Urin. In schweren Fällen kann eine UTI auch Fieber, Schüttelfrost, Übelkeit oder Bauchschmerzen verursachen.

Die **Behandlung** einer UTI hängt von der Schwere der Infektion und dem Standort ab. Die meisten UTIs können mit Antibiotika erfolgreich behandelt werden, aber es kann auch erforderlich sein, eine Operation durchzuführen, um die Infektion zu beseitigen.

Wissen | Um das Risiko einer UTI zu verringern, ist es wichtig, eine gute Hygiene zu praktizieren, insbesondere bei der Nutzung von öffentlichen Toiletten. Es ist auch wichtig, ausreichend zu trinken, um den Harnfluss zu fördern und eine starke Immunität aufrechtzuerhalten.

8.3 Nephro- und Urolithiasis

Nephrolithiasis und **Urolithiasis** sind Begriffe, die eine Erkrankung des Harnsystems beschreiben, bei der Nierensteine oder Harnleitersteine auftreten. Es handelt sich hierbei um eine weit verbreitete Störung, die oft mit Schmerzen und einer Beeinträchtigung der normalen Harnfunktion einhergeht.

Die Bildung von **Nierensteinen** kann auf eine Vielzahl von Ursachen zurückgehen, darunter Dehydratation, eine unzureichende Aufnahme von Flüssigkeit, Ernährungsgewohnheiten, die einen hohen Gehalt an bestimmten Mineralien im Harn fördern, und ein erhöhtes Risiko für Infektionen. Nierensteine können auch durch bestimmte medizinische Zustände, einschließlich einer Stoffwechselstörung, verursacht werden.

Die Entstehung von **Harnleitersteinen** hingegen wird oft durch eine Verstopfung des Harnleiters verursacht, die auf Ablagerungen von Mineralien und Abfallstoffen zurückzuführen ist. Diese Ablagerungen können sich zu größeren Steinen entwickeln, die die freie Durchgängigkeit des Harnleiters behindern und zu Schmerzen und Beschwerden führen.

Wissen | Bei beiden Erkrankungen ist eine frühzeitige Diagnose wichtig, da unbehandelte Nieren- oder Harnleitersteine zu schwerwiegenderen Komplikationen führen können, einschließlich Nierenversagen und Sepsis.

Die **Behandlung** von Nieren- und Harnleitersteinen kann je nach Größe und Lage des Steins variieren. Kleinere Steine können manchmal durch eine ausreichende Hydratation und den Verzehr von bestimmten Lebensmitteln, die das Auflösen von Steinen fördern, aufgelöst werden. Größere Steine müssen jedoch operativ entfernt werden, um eine Beeinträchtigung der Harnfunktion zu vermeiden.

Um das **Risiko** von Nieren- und Harnleitersteinen zu verringern, ist es wichtig, ausreichend Wasser zu trinken, um eine ausreichende Hydratation sicherzustellen, und eine ausgewogene Ernährung zu pflegen, die einen ausreichenden Gehalt an Mineralstoffen und Vitaminen enthält.

8.4 Niereninsuffizienz

Die **Niereninsuffizienz**, auch als Nierenversagen bezeichnet, beschreibt die Unterfunktion einer oder beider Nieren. Die Folge einer Niereninsuffizienz ist immer die Anreicherung von harnpflichtigen Substanzen im Blut und die Überwässerung des Körpers.

Man unterscheidet die akute von der chronischen Niereninsuffizienz.

Akute Niereninsuffizienz

Akute Niereninsuffizienz, auch bekannt als akutes Nierenversagen, ist eine plötzliche und rasche Einschränkung der Nierenfunktion. Dies kann zu einem Anstieg des Blutdrucks, einer Ansammlung von giftigen Substanzen im Blut und einer Abnahme der Urinproduktion führen.

Eine akute Niereninsuffizienz kann durch eine Vielzahl von **Faktoren** verursacht werden, wie z. B. eine Überlastung der Nieren mit Flüssigkeit oder Toxinen, eine Durchblutungsstörung oder eine direkte Schädigung der Nieren. Einige Ursachen können medikamentös bedingt sein, wie zum Beispiel die Einnahme von bestimmten Medikamenten, die die Nierenfunktion beeinträchtigen. Andere Ursachen können angeboren oder erworben sein, wie zum Beispiel eine Nierenerkrankung oder eine Nierenverletzung.

Die **Symptome** einer akuten Niereninsuffizienz können unter anderem Übelkeit, Erbrechen, Anämie, Schwindel, Bauchschmerzen und Müdigkeit umfassen. In schweren Fällen kann es auch zu einem komaähnlichen Zustand kommen. Dieser entsteht durch eine allgemeine Überwässerung des Körpers, was letztlich auf ein Hirnödem hinauslaufen kann. Außerdem kommt es zu einer Hyperkaliämie (zu hoher Kaliumspiegel im Blut), welche massive Herzrhythmusstörungen hervorrufen kann.

Die **Behandlung** einer akuten Niereninsuffizienz ist abhängig von der Ursache und kann die Behandlung der Grunderkrankung, eine intravenöse Flüssigkeits- und Elektrolyttherapie, Dialyse oder eine Nierentransplantation beinhalten. Es ist wichtig, dass die Behandlung so schnell wie möglich eingeleitet wird, um weitere Komplikationen zu vermeiden und um eine optimale Funktion der Nieren wiederherzustellen.

Chronische Niereninsuffizienz

Die chronische Niereninsuffizienz, auch bekannt als chronische Nierenerkrankung oder CKI (Chronic Kidney Disease), ist eine fortschreitende Abnahme der Nierenfunktion, die über einen Zeitraum von Monaten oder Jahren stattfindet. Diese Erkrankung wird häufig durch eine andere primäre Erkrankung wie Diabetes mellitus oder hohen Blutdruck verursacht.

Wissen | Die Niere hat, wie bereits beschrieben, viele wichtige Funktionen im Körper, darunter die Reinigung des Blutes von Abfallprodukten und überschüssigen Stoffen, die Regulierung des Elektrolythaushalts und des Blutdrucks. Wenn die Nieren nicht mehr effektiv funktionieren, sammeln sich Abfallprodukte im Körper an und können zu schwerwiegenden Gesundheitsproblemen führen.

In den frühen Stadien der CKI kann es zu keinen oder nur wenigen Symptomen kommen. Je weiter die Krankheit fortschreitet, desto häufiger treten jedoch Symptome wie Müdigkeit, Schmerzen im Rücken, verändertes Geschmacksempfinden, Übelkeit, Gewichtsverlust und Wassereinlagerungen auf.

Behandlungsmöglichkeiten umfassen Maßnahmen zur Kontrolle der Grunderkrankung, wie beispielsweise die Behandlung von Diabetes mellitus oder hohem Blutdruck, sowie eine gesunde Ernährung und regelmäßige körperliche Bewegung. In schweren Fällen kann eine Nierentransplantation erforderlich sein.

Es ist wichtig zu beachten, dass die CKI eine fortschreitende Erkrankung ist, die ohne rechtzeitige Behandlung zu einem vollständigen Nierenversagen führen kann. Es ist daher wichtig, eine frühzeitige Diagnose und Behandlung zu ermöglichen, um die Funktionsfähigkeit der Niere so lange wie möglich zu erhalten.

9 Erkrankungen des Genitalsystems

Die Lernfragen zu diesem Kapitel finden Sie unter:
https://narr.kwaest.io/s/1127

Lernziele | In diesem Kapitel lernen Sie ...

- die wichtigsten Grundbegriffe des Genitalsystems kennen.
- männliche und weibliche Genitalerkrankungen zu differenzieren.
- Ursachen für spezifische Krankheitsbilder des Genitalsystems zu verstehen.
- unterschiedliche Veränderungen des Genitalsystems bei Mann und Frau kennen.
- die möglichen Ausgänge von urologischen und gynäkologischen Krankheiten kennen.
- was Endometriose ist und was diese bedeutet.
- woran man Entzündungen der weiblichen und männlichen Genitalorgane erkennt.
- Krankheiten zu beschreiben und die Physiologie entgegenzusetzen.
- Tumore der Genitalorgane und ihre Entstehung zu verstehen.

Wichtige Begriffe in diesem Kapitel | Fortpflanzung, Reproduktion, männliche und weibliche Geschlechtsorgane, Testosteron, Hoden, Eierstöcke, Gebärmutter, hormonelle und nervale Reize, Prostatahyperplasie, Prostatakarzinom, Hodenkarzinom, Mammakarzinom, Plateau-Phänomen, Orangenhaut-Phänomen, HPV-Infektion, Zervixkarzinom, Descensus uteri, Mastitis, Menstruationsstörungen, Endometriose, HPV-Impfung

9.1 Einstieg in die Physiologie des Genitalsystems

Das **Genitalsystem**, auch bekannt als das Fortpflanzungssystem, ist ein wichtiger Teil des menschlichen Körpers, der für die Fortpflanzung und Reproduktion verantwortlich ist. Es besteht aus den männlichen oder weiblichen Geschlechtsorganen.

- Das **männliche Genitalsystem** umfasst den Penis, die Hoden und die Samenleiter. Die Hoden produzieren Samenzellen und das männliche Geschlechtshormon Testosteron. Die Samenleiter transportieren das Sperma von den Hoden zur Harnröhre. Der Penis ermöglicht die Übertragung des Spermas beim Geschlechtsverkehr.
- Das **weibliche Genitalsystem** besteht aus den Eierstöcken, den Eileitern, der Gebärmutter, dem Gebärmutterhals und der Vagina. Die Eierstöcke produzieren Eizellen und das weibliche Geschlechtshormon Östrogen. Die Eileiter verbinden die Eierstöcke mit der Gebärmutter und transportieren befruchtete Eizellen. Die Gebärmutter ist dafür verantwortlich, dass eine befruchtete Eizelle implantiert wird und eine Schwangerschaft aufrechterhalten wird. Die Vagina ermöglicht den Geschlechtsverkehr und dient als Kanal für die Menstruationsblutung.

Das Genitalsystem ist ein komplexes System, das sowohl **hormonelle** als auch **nervale Regulationen** benötigt, um normal zu funktionieren. Störungen in diesem System können zu einer Reihe von gesundheitlichen Problemen führen, einschließlich Infertilität (Unfruchtbarkeit), sexuell übertragbaren Krankheiten, hormonellen Störungen und Krebserkrankungen.

9.2 Erkrankungen der männlichen Genitalien

Prostatahyperplasie

Die **Prostatahyperplasie**, auch benigne Prostatahyperplasie (BPH) genannt, ist eine gutartige Vergrößerung der Prostata. Sie betrifft fast alle älteren Männer und kann zu Symptomen wie gesteigertem Harndrang und vermindertem Harnfluss führen.

Die Prostata ist eine kleine Drüse, die sich unterhalb der Harnblase befindet und die Harnröhre umgibt. Sie produziert eine Flüssigkeit, die Teil des Spermas ist. Mit zunehmendem Alter kann sich die Prostata vergrößern, was zu einer Beeinträchtigung des Harnflusses führen kann. Dies geschieht, weil die vergrößerte Prostata auf die Harnröhre drückt und somit den Harnfluss behindert.

Die genauen **Ursachen** der Prostatahyperplasie sind nicht vollständig verstanden. Es wird jedoch angenommen, dass eine hormonelle Dysregulation eine Rolle spielen kann. Insbesondere ein Ungleichgewicht zwischen dem männlichen Sexualhormon Testosteron und seinem Abbauprodukt Dihydrotestosteron (DHT) scheint eine Rolle zu spielen. Dieses Ungleichgewicht kann dazu führen, dass sich die Prostatazellen unkontrolliert vermehren und die Prostata sich vergrößert.

Symptome der Prostatahyperplasie sind unter anderem häufiges Wasserlassen, insbesondere nachts, ein schwacher Harnstrahl, ein Gefühl von unvollständiger Blasenentleerung und Harninkontinenz. In schweren Fällen kann es zu Blasensteinen, Harnverhalt oder Nierenversagen kommen.

Die **Behandlung** der Prostatahyperplasie hängt von der Schwere der Symptome und der Größe der Prostata ab. In leichten Fällen kann die Überwachung der Symptome ausreichen, während bei schweren Symptomen Medikamente eingesetzt werden können, um den Harnfluss zu verbessern. In einigen Fällen kann eine Operation erforderlich sein, um die Prostata zu verkleinern oder zu entfernen.

Prostatakarzinom

Das **Prostatakarzinom** ist eine bösartige Tumorerkrankung der Vorsteherdrüse beim Mann. Es handelt sich dabei um den häufigsten bösartigen Tumor bei Männern in den westlichen Ländern.

Die **Ursachen** des Prostatakarzinoms sind nicht vollständig geklärt. Allerdings gibt es bestimmte Risikofaktoren wie Alter, familiäre Vorbelastung, ernährungsbedingte Faktoren und Hormone, die die Entstehung eines Prostatakarzinoms begünstigen können.

Wissen | Das Prostatakarzinom wächst in der Regel langsam und verursacht in den frühen Stadien keine oder nur wenige Beschwerden. Typische Symptome sind später häufig schmerzhaftes, erschwertes oder auch gehäuftes Wasserlassen. Auch Blut im Urin oder im Ejakulat kann ein Hinweis auf ein Prostatakarzinom sein. Im fortgeschrittenen

Stadium kann es zu Knochenschmerzen, Müdigkeit und Gewichtsverlust kommen.

Die **Diagnose** des Prostatakarzinoms erfolgt in der Regel durch eine Tastuntersuchung der Prostata und durch eine Bestimmung des sogenannten PSA-Wertes im Blut. Zur Bestätigung der Diagnose wird in der Regel eine Gewebeprobe der Prostata entnommen und mikroskopisch untersucht.

Die **Behandlung** des Prostatakarzinoms hängt von verschiedenen Faktoren ab, wie z. B. dem Stadium der Erkrankung, dem Alter des Patienten und dessen Allgemeinzustand. In den frühen Stadien kann eine aktive Überwachung, sogenanntes „watchful waiting“, ausreichend sein. Im fortgeschrittenen Stadium ist in der Regel eine Operation oder eine Strahlentherapie notwendig. Auch eine Hormontherapie kann in manchen Fällen sinnvoll sein. Eine regelmäßige Vorsorgeuntersuchung, insbesondere ab einem Alter von 50 Jahren, kann dazu beitragen, ein Prostatakarzinom frühzeitig zu erkennen und erfolgreich zu behandeln.

Hodenkarzinom

Hodenkrebs, auch bekannt als testikuläres Karzinom, ist eine relativ seltene Form von Krebs, die in den Hoden auftritt. Der Hoden ist Teil des männlichen Fortpflanzungssystems und produziert Spermien und das männliche Sexualhormon Testosteron. Hodenkrebs kann in jedem Alter auftreten, jedoch am häufigsten bei jungen Männern zwischen 15 und 35 Jahren.

Die genaue **Ursache** von Hodenkrebs ist unbekannt, aber es gibt bestimmte Risikofaktoren, die die Wahrscheinlichkeit erhöhen können, darunter eine familiäre Veranlagung, eine frühere Hodenverletzung, Hodenhochstand oder eine HIV-Infektion.

Die **Symptome** von Hodenkrebs können Schmerzen oder Schwellungen, ein ziehendes oder schweres Gefühl im Hoden, ein Knoten oder eine Verdickung im Hoden oder eine Veränderung der Hodengröße oder -form umfassen. Es ist wichtig, alle Veränderungen in den Hoden einem Arzt zu melden, da eine frühzeitige Diagnose und Behandlung die Heilungschancen verbessern können.

Die **Behandlung** von Hodenkrebs hängt von der Art und dem Stadium des Krebses ab. In den meisten Fällen wird der betroffene Hoden operativ entfernt, in einigen Fällen kann jedoch auch eine Strahlentherapie oder Chemotherapie erforderlich sein. Die meisten Männer mit Hodenkrebs haben nach der Behandlung eine gute Prognose.

9.3 Erkrankungen der weiblichen Brustdrüse

Mammakarzinom

Es handelt sich um einen bösartigen epithelialen Tumor der Brustdrüse und die häufigste bösartige Erkrankung der Frau. **Brustkrebs** ist die häufigste Todesursache bei Frauen zwischen 35 und 55 Jahren.

Es ist die häufigste Krebserkrankung bei Frauen weltweit und kann auch Männer betreffen, jedoch wesentlich seltener. Die Entstehung des **Mammakarzinoms** ist komplex und wird durch verschiedene Faktoren beeinflusst, darunter genetische Veranlagung, Hormone, Umweltfaktoren und Lebensstil. Die Brust besteht aus verschiedenen Geweben, einschließlich Drüsen-, Fett- und Bindegewebe, sowie Blut- und Lymphgefäßen. Brustkrebs entsteht, wenn sich in einem dieser Gewebe bösartige Zellen bilden und unkontrolliert wachsen. In vielen Fällen bildet sich ein Knoten oder eine Verdickung in der Brust, die bei einer klinischen Untersuchung oder bei einer Mammographie entdeckt werden kann. Es gibt verschiedene Formen von Brustkrebs, die sich in ihrer Art und Aggressivität unterscheiden können. Einige Arten wachsen langsam und sind gutartig, während andere schnell wachsen und aggressiv sind. Eine wichtige Unterscheidung ist der Hormonrezeptor-Status von Tumorzellen, der sich auf die Wahl der Behandlung auswirken kann.

Zu den **Symptomen** von Brustkrebs gehören neben Knotenbildung in der Brust auch Veränderungen der Brustform oder -größe, Hautveränderungen wie Rötungen oder Schwellungen, Veränderungen der Brustwarzen, Brustschmerzen und Flüssigkeitsaustritt aus der Brustwarze (*Mamille*). Typisch ist eine Asymmetrie der Brüste und nicht selten kommt es zum sogenannten Plateau- und „Orangenhaut"-Phänomen. Es ist jedoch wichtig zu beachten, dass nicht alle Frauen mit Brustkrebs diese Symptome haben, insbesondere in frühen Stadien.

Die **Diagnose** erfolgt durch eine Kombination aus klinischer Untersuchung, Mammographie, Ultraschall und Gewebebiopsie. Sobald die Diagnose gestellt wurde, wird das Stadium der Erkrankung bestimmt, um die beste Behandlung zu planen.

Wissen | Die Behandlung von Brustkrebs umfasst in der Regel eine Kombination aus chirurgischer Entfernung des Tumors, Strahlentherapie und/oder Chemotherapie und/oder zielgerichteten Therapien wie Hormontherapie.

Es ist wichtig zu beachten, dass die Prognose bei Brustkrebs von vielen Faktoren abhängt, einschließlich des Stadiums der Erkrankung, des Alters und der allgemeinen Gesundheit der betroffenen Person. Regelmäßige Untersuchungen und Screening-Tests können dazu beitragen, Brustkrebs frühzeitig zu erkennen und die Chancen auf eine erfolgreiche Behandlung zu erhöhen.

Mastitis

Eine **Mastitis** ist eine Entzündung des Brustdrüsengewebes bei Frauen, die in der Regel während des Stillens auftritt. Sie kann jedoch seltener auch bei Frauen auftreten, die nicht stillen, oder bei Männern. Eine Mastitis wird in der Regel durch Bakterien verursacht, die in die Milchgänge der Brustdrüse eindringen und dort eine Entzündungsreaktion auslösen.

Die **Symptome** einer Mastitis können Schmerzen, Rötungen, Schwellungen und Überwärmung der betroffenen Brust sein. Es kann auch zu Fieber und Schüttelfrost kommen. Wenn eine Mastitis nicht behandelt wird, kann dies zu einem Abszess führen.

Die **Behandlung** einer Mastitis umfasst in der Regel eine Kombination aus Antibiotika und Schmerzmitteln. Es ist auch wichtig, dass die betroffene Person ihre Brust regelmäßig entleert, um sicherzustellen, dass keine Milchstauungen auftreten, die das Wachstum von Bakterien begünstigen könnten. Um das Risiko einer Mastitis zu verringern, sollten Frauen während des Stillens regelmäßig die Brust entleeren und auf ihre Brusthygiene achten. Wenn Symptome auftreten, sollten sie schnell behandelt werden, um schwerwiegende Komplikationen zu vermeiden.

9.4 Erkrankungen des Uterus

Endometriose

Die **Endometriose** ist eine gutartige, jedoch chronische Erkrankung, die Frauen im gebärfähigen Alter betrifft. Bei dieser Erkrankung wächst das Gewebe, das normalerweise die Gebärmutter auskleidet (Endometrium), auch an anderen Stellen im Körper, wie beispielsweise an den Eierstöcken, den Eileitern, dem Darm oder der Blase. Diese Wucherungen werden als Endometrioseherde bezeichnet. Das Endometriosegewebe verhält sich wie das Gewebe in der Gebärmutter und reagiert auf den hormonellen Zyklus, was zu Entzündungen und Schmerzen führen kann.

Die genauen **Ursachen** der Endometriose sind bisher nicht vollständig geklärt. Es wird vermutet, dass genetische Faktoren, eine gestörte Immunantwort und hormonelle Veränderungen eine Rolle spielen. Zudem können Faktoren wie eine frühe Menarche (erste Menstruation beim Mädchen), ein später Beginn der Menopause und ein kurzer Menstruationszyklus das Risiko für Endometriose erhöhen.

Die **Symptome** der Endometriose variieren je nach Ort und Ausmaß der Wucherungen. Zu den häufigsten Symptomen gehören starke Schmerzen während der Menstruation, Schmerzen beim Geschlechtsverkehr, Schmerzen beim Wasserlassen oder Stuhlgang, starke Menstruationsblutungen, Blutungen außerhalb der Menstruation sowie Unfruchtbarkeit. Manche Frauen haben jedoch auch keinerlei Beschwerden, obwohl bei ihnen Endometrioseherde vorhanden sind. Die sichere Diagnose der Endometriose kann durch eine Bauchspiegelung mit einer Gewebeentnahme (Biopsie) gestellt werden. Eine frühzeitige Diagnose ist wichtig, da eine unbehandelte Endometriose zu schwerwiegenden Komplikationen wie Unfruchtbarkeit, Darmverschlüssen oder chronischen Schmerzen und Entzündungen führen kann.

Die **Behandlung** der Endometriose hängt von der Schwere der Erkrankung, den Symptomen und dem Alter der betroffenen Frau ab. In leichten Fällen kann eine schmerzlindernde Therapie ausreichend sein. In schwereren Fällen kann eine operative Entfernung der Endometrioseherde notwendig sein. Bei Frauen, die keine Kinder bekommen möchten, kann auch eine medikamentöse Hormontherapie eingesetzt werden, um das

Wachstum des Endometriosegewebes zu unterdrücken. In vielen Fällen ist eine Kombination aus medikamentöser Therapie und Operation notwendig.

Descensus Uteri

Der **Descensus Uteri**, auch als Uterusprolaps bezeichnet, ist eine gynäkologische Erkrankung, bei der der Uterus (Gebärmutter) aus seiner normalen Position im Becken absinkt und in die Scheide hineinragt. Diese Erkrankung betrifft vor allem Frauen im fortgeschrittenen Alter und ist eine häufige Ursache für Beckenbodenbeschwerden.

Ursachen für einen Descensus Uteri können vielfältig sein. Dazu zählen Geburten, insbesondere schwere und lang andauernde Geburten, aber auch Veränderungen im Hormonhaushalt, die Menopause, chronische Erkrankungen wie Diabetes mellitus und Adipositas sowie schwere körperliche Belastungen. Auch eine angeborene Bindegewebsschwäche kann den Descensus Uteri begünstigen. Je nach Schweregrad des Descensus Uteri unterscheidet man drei Stadien. Im ersten Stadium ist der Uterus nur leicht abgesunken und ragt nur minimal in die Scheide hinein. Im zweiten Stadium ist der Uterus deutlicher abgesunken und ragt teilweise aus der Scheide heraus. Im dritten Stadium ist der Uterus vollständig in die Scheide abgesunken und teilweise sogar sichtbar.

Typische **Symptome** eines Descensus Uteri sind ein Druckgefühl im Unterleib, Rückenschmerzen, Blasen- und Darmprobleme sowie Schmerzen beim Geschlechtsverkehr. Die Diagnose wird meist durch eine gynäkologische Untersuchung gestellt. Dabei wird der Schweregrad des Descensus Uteri bestimmt und weitere Untersuchungen wie eine Ultraschalluntersuchung oder eine Blasen- und Darmfunktionsuntersuchung können notwendig sein.

Die **Therapie** des Descensus Uteri hängt vom Schweregrad der Erkrankung und den individuellen Symptomen ab. In leichten Fällen kann eine gezielte Beckenbodengymnastik helfen, den Uterus wieder in seine ursprüngliche Position zu bringen. Auch Hormontherapien können bei einer hormonell bedingten Schwäche des Bindegewebes sinnvoll sein. In schwereren Fällen kann eine operative Behandlung notwendig sein, bei der der Uterus und das umliegende Gewebe gestützt werden.

Wissen | Der Descensus Uteri ist eine weit verbreitete Erkrankung, die jedoch gut behandelbar ist. Eine rechtzeitige Diagnosestellung und Therapie können dazu beitragen, Beschwerden zu lindern und mögliche Komplikationen zu vermeiden.

Zervixkarzinom

Das **Zervixkarzinom**, auch **Gebärmutterhalskrebs** genannt, ist eine bösartige Erkrankung des Gebärmutterhalses bei Frauen. Es tritt in der Regel im Alter zwischen 30 und 50 Jahren auf und ist weltweit eine der häufigsten Krebserkrankungen bei Frauen.

Die **Hauptursache** für Zervixkarzinome ist eine Infektion mit dem humanen Papillomavirus (HPV), das sexuell übertragen wird. Es gibt verschiedene HPV-Typen, die zu verschiedenen Krebsarten führen können. Die meisten Zervixkarzinome werden durch die HPV-Typen 16 und 18 verursacht. Eine Infektion mit HPV ist jedoch nicht ausreichend, um ein Zervixkarzinom zu verursachen. Weitere Risikofaktoren sind Rauchen, eine geschwächte Immunabwehr sowie eine familiäre Vorbelastung.

In den **frühen Stadien** verursacht das Zervixkarzinom oft keine Symptome. Im **fortgeschrittenen Stadium** können jedoch folgende Anzeichen auftreten: ungewöhnlicher Ausfluss aus der Scheide, Schmerzen beim Geschlechtsverkehr, Blutungen nach dem Geschlechtsverkehr oder zwischen den Perioden sowie starke Schmerzen im Beckenbereich.

Die **Behandlung** eines Zervixkarzinoms hängt vom Stadium der Erkrankung ab. In den frühen Stadien kann eine Operation durchgeführt werden, bei der der betroffene Teil des Gebärmutterhalses entfernt wird. In fortgeschrittenen Stadien kann eine Kombination aus Chemotherapie und Strahlentherapie eingesetzt werden. In manchen Fällen kann auch eine radikale Hysterektomie erforderlich sein, bei der die gesamte Gebärmutter und umgebendes Gewebe entfernt werden.

Wissen | Die beste Möglichkeit zur Prävention eines Zervixkarzinoms ist die HPV-Impfung, die vor einer Infektion mit den hochrisikoreichen HPV-Typen schützen kann.

Darüber hinaus sollten Frauen regelmäßig zur **Vorsorgeuntersuchung** gehen, um Veränderungen des Gebärmutterhalses frühzeitig erkennen und behandeln zu können. Ein gesunder Lebensstil mit einer ausgewogenen Ernährung und regelmäßiger körperlicher Aktivität kann ebenfalls dazu beitragen, das Risiko für ein Zervixkarzinom zu reduzieren.

10 Erkrankungen des Nervensystems

Die Lernfragen zu diesem Kapitel finden Sie unter:
https://narr.kwaest.io/s/1128

Lernziele | In diesem Kapitel lernen Sie ...

- die wichtigsten Grundbegriffe des Nervensystems kennen.
- peripheres und zentrales Nervensystem zu unterscheiden.
- Nervenschädigungen zu charakterisieren.
- unterschiedliche Verlaufsformen von neurologischen Störungen kennen.
- die möglichen Ausgänge von neurologischen Krankheitsbildern kennen.
- was Epilepsie ist und was diese bedeutet.
- woran man einen Morbus Parkinson erkennt.
- neurologische Ausfallsymptomatiken zu beschreiben und die physiologische Darstellung zu verstehen.
- Demenzen und ihre Entstehung zu verstehen.

Wichtige Begriffe in diesem Kapitel | Zentrales Nervensystem, peripheres Nervensystem, somatisches und autonomes Nervensystem, Neurone, Alzheimer, Lewy-Körper Demenz, frontotemporale Demenz, Vergesslichkeit, Aphasie, Hypo- und Akinese, Tremor, Rigor, Salbengesicht, Muskelsteifheit, Krampfanfall, vegetatitve Störungen, Sehstörungen, Haltungsunsicherheiten, Missempfindungen

10.1 Einführung in die Physiologie des Nervensystems

Das **Nervensystem** ist ein komplexes Netzwerk aus Nervenzellen und Nervenfasern, dass die Kommunikation zwischen verschiedenen Körperteilen ermöglicht und die Steuerung von Körperfunktionen und Verhaltensweisen beeinflusst. Es besteht aus dem

- **zentralen Nervensystem (ZNS)** und dem
- **peripheres Nervensystem (PNS)**.

Das **ZNS** umfasst das Gehirn und das Rückenmark, während das periphere Nervensystem aus allen Nerven außerhalb des Gehirns und des Rückenmarks besteht. Das **PNS** ist in zwei Teile gegliedert: das

- **somatische Nervensystem** und das
- **autonome Nervensystem**.

Das **somatische Nervensystem** ist für die Steuerung der Skelettmuskulatur und der willkürlichen Bewegungen des Körpers verantwortlich. Das autonome Nervensystem dagegen kontrolliert die automatischen Funktionen des Körpers, wie Atmung, Herzschlag, Verdauung und Stoffwechsel.

Das **autonome Nervensystem** ist weiter unterteilt in das sympathische und das parasympathische Nervensystem. Das sympathische Nervensystem aktiviert den Körper bei Stress und in Notfällen, während das parasympathische Nervensystem den Körper in Ruhe und Entspannung hält.

Die Nervenzellen im Nervensystem werden als Neuronen bezeichnet und bestehen aus drei Hauptteilen: dem Zellkörper, den Dendriten und dem Axon. Der Zellkörper enthält den Zellkern und die meisten anderen Zellorganellen. Dendriten sind kurze, verzweigte Fortsätze, die Signale von anderen Neuronen empfangen, während das Axon eine lange, dünne Faser ist, die Signale an andere Neuronen oder Zellen weiterleitet.

Wissen | Neuronen kommunizieren miteinander über Synapsen, die Verbindungsstellen zwischen den Enden der Axone eines Neurons und den Dendriten oder dem Zellkörper eines anderen Neurons. Die Kommunikation erfolgt durch Freisetzung von Neurotransmittern, welche die Aktivität anderer Neuronen oder Zielzellen beeinflussen können.

Nervenfasern können sowohl sensorische als auch motorische Funktionen haben. Sensorische Fasern leiten Signale von den Sinnesorganen zum ZNS, während motorische Fasern Signale vom ZNS zu den Muskeln und Drüsen senden.

Nerven können auch nach ihrer Funktion kategorisiert werden, wie beispielsweise das somatische Nervensystem, das für die willkürliche Steuerung der Muskeln zuständig ist, und das autonome Nervensystem, das die automatischen Körperfunktionen reguliert.

Störungen des Nervensystems können zu einer Vielzahl von Erkrankungen führen, einschließlich neurodegenerative Erkrankungen wie Alzheimer und Parkinson, Schmerzsyndromen, Neuropathien, Epilepsie und viele andere.

10.2 Demenz

Demenz ist eine fortschreitende neurodegenerative Erkrankung, die das Gedächtnis, die kognitive Funktion und die Fähigkeit beeinträchtigt, alltägliche Aktivitäten auszuführen. Es ist eine der häufigsten neurologischen Erkrankungen bei älteren Menschen und betrifft weltweit schätzungsweise 50 Millionen Menschen. Sie beschreibt einen organisch bedingten, fortschreitenden Verlust zuvor vorhandener geistiger Fähigkeiten.

Die **häufigste Form** der Demenz ist die Alzheimer-Krankheit, die etwa 60–80 % aller Fälle ausmacht. Andere Formen von Demenz sind die vaskuläre Demenz, die Lewy-Körper-Demenz, die frontotemporale Demenz und die gemischte Demenz.

Die Pathophysiologie der Alzheimer-Krankheit ist durch die Ansammlung von abnormalem Beta-Amyloid-Protein und Tau-Proteinablagerungen im Gehirn gekennzeichnet.

Diese Ablagerungen stören die Kommunikation zwischen den Nervenzellen und führen zu deren Absterben.

- Die **vaskuläre Demenz** wird durch vaskuläre Schädigungen im Gehirn verursacht, wie z. B. Schlaganfälle oder Verstopfung der Blutgefäße im Gehirn.
- Die **Lewy-Körper-Demenz** wird durch Ablagerungen von alpha-Synuclein-Protein im Gehirn verursacht, während die

- **frontotemporale Demenz** durch die Ansammlung von Tau-Proteinablagerungen in den frontotemporalen Gehirnregionen verursacht wird.

Zu den häufigsten **Symptomen** der Demenz gehören Gedächtnisverlust, Sprach- und Sprechschwierigkeiten, Verhaltensänderungen und Einschränkungen der alltäglichen motorischen Fähigkeiten. Es gibt derzeit keine Heilung für Demenz, aber es gibt Behandlungsmöglichkeiten, die helfen können, die Symptome zu lindern und das Fortschreiten der Erkrankung zu verlangsamen. Medikamente wie Cholinesterase-Hemmer und Memantin können bei der Behandlung von Alzheimer-Symptomen helfen, während eine frühe **Diagnose** und Behandlung von vaskulären Risikofaktoren wie Bluthochdruck und Diabetes mellitus das **Risiko** für vaskuläre Demenz reduzieren kann.

Nicht-pharmakologische Interventionen wie körperliche Aktivität, geistige Stimulation und soziale Interaktion können ebenfalls helfen, die Symptome der Demenz zu verbessern. Die Unterstützung von Familienangehörigen und Pflegepersonal ist ebenfalls von großer Bedeutung für Menschen mit Demenz.

10.3 Morbus Parkinson

Das **Parkinson-Syndrom**, häufig auch als „Schüttellähmung" bezeichnet, ist ein Symptomenkomplex aus Bewegungsarmut (*Akinese*), *Rigor* (Muskelsteifheit) und Ruhetremor (unwillkürliches, rhythmisches Zittern in Ruhe).

Beim idiopathischen Parkinson-Syndrom kommt es aus unbekannter **Ursache** zu einem Untergang Dopamin produzierender Zellen im Mittelhirn. Beim symptomatischen (sekundären) Parkinson-Syndrom entwickelt sich die Symptomatik aufgrund von Erkrankungen der Hirngefäße, Gehirnentzündungen, Vergiftungen, wiederholten Kopftraumen oder Medikamenten. Treten Bewegungsarmut und Rigor infolge anderer Erkrankungen des ZNS auf, so spricht man von einem atypischen Parkinson.

Die **Symptomatik** besteht immer aus Hypo- oder Akinese, Rigor und dem Ruhetremor vor allem der Hände. Darüber hinaus zeigen die Betroffenen eine Haltungsinstabilität, vegetative Störungen, sensibel-motorische Störungen (z. B. des Geruchs) und psychische Veränderungen (Depressivität und Verhaltensänderungen). Die Haltung der Parkinsonkranken ist gebeugt, der Gang ist schlurfend und typischerweise schwingen die Arme beim Gehen nicht mit. Das Gangbild besteht aus kleinen Schritten und häufigen Stolpern, besonders beim Loslaufen. Es kommt zu vermehrtem Speichelfluss, Schwitzen und Bildung eines sogenannten „Salbengesichtes“ als Folge einer abnormalen Talgsekretion.

Eine **Heilung** dieser Erkrankung ist aktuell nicht möglich. Zur Verlangsamung und Eindämmung der Erkrankung wird der Dopaminmangel mit entsprechenden Präparaten substituiert und es besteht die Möglichkeit einer tiefen Hirnstimulation. Ebenso ist kontinuierliche Physiotherapie empfohlen.

10.4 Epilepsie

Epilepsie ist eine neurologische Erkrankung, die durch wiederkehrende epileptische Anfälle gekennzeichnet ist. Epileptische Anfälle sind eine plötzliche, vorübergehende Abweichung des normalen Hirnaktivitätsmusters, die zu unkontrollierbaren Krämpfen, Zuckungen, Verhaltensänderungen oder Bewusstseinsverlust führen können. Epilepsie betrifft etwa 50 Millionen Menschen weltweit und kann in jedem Alter auftreten.

Die **Ursache** von Epilepsie ist oft unbekannt. Einige Menschen können jedoch eine genetische Veranlagung für die Erkrankung haben. Sie kann auch durch Schäden im Gehirn verursacht werden, wie z. B. Verletzungen, Infektionen, Schlaganfälle oder Tumore. Bei einigen Menschen kann auch Alkohol- oder Drogenkonsum epileptische Anfälle auslösen.

Die **Symptome** von Epilepsie können je nach Art und Schweregrad der Anfälle variieren. Einige Anfälle können sehr kurz sein und nur eine kurzzeitige Bewusstlosigkeit oder Abwesenheit verursachen, während andere länger andauern und zu unkontrollierbaren Krämpfen und Zuckungen führen können. Andere Symptome können sein: ungewöhnliche Empfindungen oder Verhaltensweisen, unkontrollierbare Zuckungen im Gesicht, Verlust der Muskelkontrolle und Gedächtnisverlust.

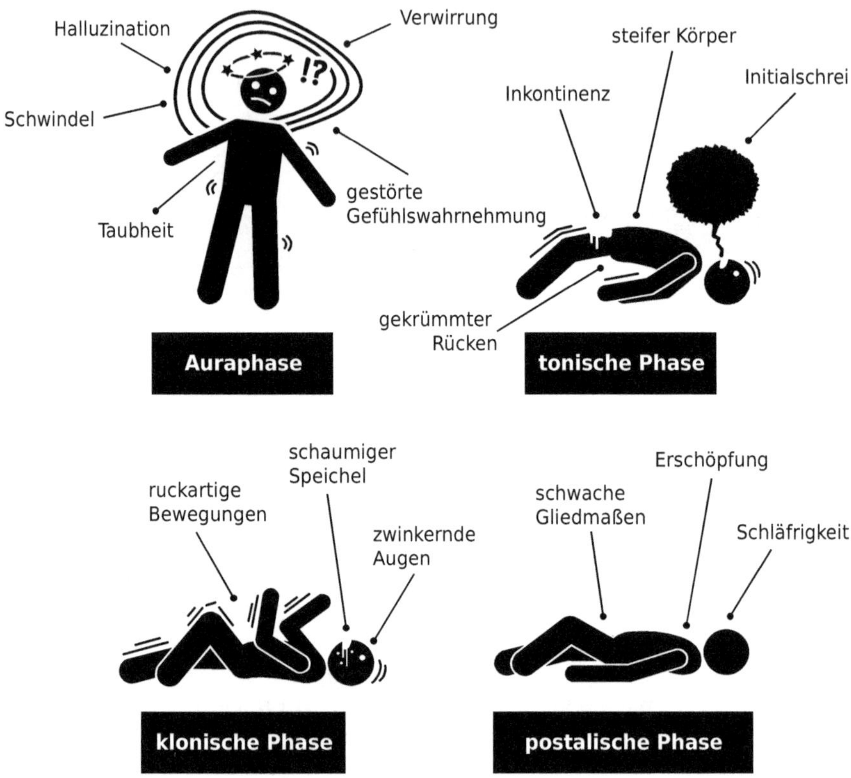

Abbildung 13: Beispielhafter Verlauf eines epileptischen Anfalls (tonisch-klonisch)

Die **Diagnose** von Epilepsie basiert auf einer umfassenden körperlichen Untersuchung, einer gründlichen Anamnese und einer Bewertung der Symptome. Um die Diagnose zu bestätigen, kann eine elektroenzephalografische (EEG) Untersuchung durchgeführt werden, bei der die Hirnaktivität gemessen wird. Bildgebende Verfahren wie die Magnetresonanztomographie (MRT) können auch dazu beitragen, mögliche Schädigungen des Gehirns zu erkennen.

Epilepsie kann mit verschiedenen Medikamenten **behandelt** werden, die darauf abzielen, die Anfälle zu reduzieren oder zu verhindern. Bei einigen Menschen kann eine Operation notwendig sein, um den Bereich des Gehirns zu entfernen, der die epileptischen Anfälle verursacht. Eine andere

Möglichkeit ist die vagale Nervenstimulation (VNS), bei der ein Gerät in die Brust implantiert wird, das elektrische Impulse an den Vagusnerv sendet, um die Häufigkeit und Schwere der Anfälle zu reduzieren. Die Vorbeugung von Epilepsie ist schwierig, da die Ursachen oft unbekannt sind. Einige Maßnahmen, die das Risiko von Epilepsie reduzieren können, sind jedoch eine gesunde Lebensweise mit ausreichend Schlaf, regelmäßiger Bewegung und Vermeidung von Drogen- und Alkoholkonsum.

10.5 Polyneuropathien

Die **Polyneuropathie** ist eine neurologische Erkrankung, die durch eine Schädigung der Nervenfasern gekennzeichnet ist. Diese Nervenfasern sind für die Übertragung von Empfindungen wie Schmerz, Temperatur, Berührung und Vibration sowie für die Muskelbewegungen und die Steuerung der inneren Organe verantwortlich. Polyneuropathien können durch verschiedene Ursachen ausgelöst werden und zeigen oft eine symmetrische Verteilung der Symptome an den Extremitäten.

Eine häufige **Ursache** für Polyneuropathien ist Diabetes mellitus. Bei dieser Erkrankung wird der Zuckerstoffwechsel des Körpers gestört und es kann zu Schäden an den Nervenfasern kommen. Die Symptome einer diabetischen Polyneuropathie sind meistens an den Füßen und Beinen zu finden und umfassen ein Kribbeln, Taubheitsgefühl und Schmerzen.

Eine weitere Ursache für Polyneuropathien können Autoimmunerkrankungen sein, bei denen das körpereigene Immunsystem irrtümlicherweise die eigenen Nervenfasern angreift. Hierzu zählen beispielsweise das Guillain-Barré-Syndrom und die chronisch inflammatorische demyelinisierende Polyneuropathie (CIDP). Die Symptome dieser Erkrankungen sind häufig an den Armen und Beinen zu finden und umfassen Schwäche, Taubheitsgefühle und Schmerzen.

Wissen | Eine toxische Polyneuropathie kann durch Vergiftungen oder Medikamenten-Nebenwirkungen ausgelöst werden. Hierzu zählen beispielsweise Alkoholismus oder eine Chemotherapie. Die Symptome einer toxischen Polyneuropathie sind häufig an den Händen und Füßen zu finden und umfassen ein Kribbeln, Taubheitsgefühl und Schwäche.

Eine weitere Ursache für Polyneuropathien kann eine erbliche Veranlagung sein, die als hereditäre Neuropathie bezeichnet wird. Hierzu zählen beispielsweise die Charcot-Marie-Tooth-Erkrankung und die Friedreich-Ataxie. Die Symptome dieser Erkrankungen sind häufig an den Beinen zu finden und umfassen Schwäche, Taubheitsgefühle und Koordinationsstörungen.

Die **Diagnose** einer Polyneuropathie erfolgt durch eine körperliche Untersuchung, Elektromyographie (EMG), Nervenleitgeschwindigkeitstests und Blutuntersuchungen. Die Behandlung richtet sich nach der zugrunde liegenden Ursache und kann beispielsweise die Kontrolle des Blutzuckerspiegels bei Diabetes oder die Beendigung der Einnahme von Medikamenten beinhalten, die eine toxische Polyneuropathie auslösen. **Symptomatische Therapien** können Schmerzmittel und physikalische Therapie beinhalten, um Schmerzen und Schwäche zu lindern.

In schweren Fällen von Polyneuropathien kann es zu bleibenden Schäden an den Nervenfasern kommen, was zu einer dauerhaften Beeinträchtigung von Sensorik und Motorik führen kann.

Literatur

Beise, U.; Heimes, S.; Schwarz, W. (2013): Gesundheits- und Krankheitslehre. Berlin, Heidelberg: Springer Verlag.

Hick, C.; Hick, A. (2013): Kurzlehrbuch Physiologie. München: Elsevier GmbH, Urban & Fischer Verlag.

Hohage, H. (2017): Pharmakologie für Notfallsanitäter – Medikamente aus dem Pyramidenprozess. Bonn: LUHRI Verlagsgesellschaft.

Huch, R.; Jürgens, K. (2015): Mensch Körper Krankheit. München: Elsevier GmbH, Urban & Fischer Verlag.

I care. (2015): Anatomie, Physiologie. Stuttgart: Georg Thieme Verlag KG.

Kirschnick, O. (2010): Pflegetechniken von A-Z. Stuttgart: Georg Thieme Verlag KG.

Lauber, A. (2007): Grundlagen beruflicher Pflege. Stuttgart: Georg Thieme Verlag KG.

Sitzer, H.; Steinmetz, H. (2011): Lehrbuch Neurologie. München: Elsevier GmbH, Urban & Fischer Verlag.

Register

Abbildungsverzeichnis

Die folgenden Abbildungen wurden nicht selbst erstellt, teilweise allerdings übersetzt:

Tabellenverzeichnis

BUCHTIPP

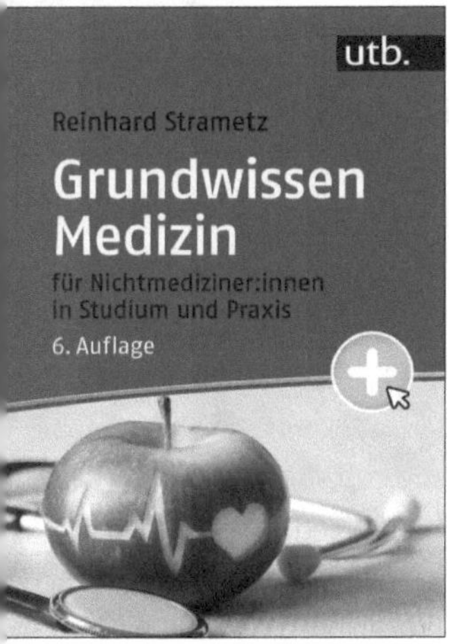

Reinhard Strametz

Grundwissen Medizin

für Nichtmediziner:innen in Studium und Praxis

6., vollständig überarbeitete und erweiterte Auflage 2023,
262 Seiten
€[D] 27,90
ISBN 978-3-8252-5985-3
eISBN 978-3-8385-5985-8

Medizin leicht verständlich – ideal für Studium und Praxis
Reinhard Strametz stellt medizinisches Grundwissen fundiert und leicht verständlich vor. Zudem führt er kundig in Fachtermini ein. In den Mittelpunkt stellt er u.a. den Ablauf des medizinischen Behandlungsprozesses von der Anamnese bis zur Therapie sowie wichtige Methoden und Ansätze der Medizin, etwa die Evidenzbasierte Medizin und die Prävention. Auf Krankheitsbilder wie etwa Adipositas, Diabetes mellitus, Schlaganfall und Krebs geht er ebenso ein wie auf Pandemien und das Coronavirus SARS-CoV-2 (Covid-19). Neu in dieser Auflage sind die Reproduktionsmedizin sowie Gesundheit und Klimawandel (Planetary Health).
Ein unverzichtbarer Ratgeber für alle, die sich im Studium oder in der Arbeit mit dem Gesundheitssystem und der Medizin beschäftigen.

UVK Verlag – Ein Unternehmen der Narr Francke Attempto Verlag GmbH + Co. KG
Dischingerweg 5 \ 72070 Tübingen \ Germany
Tel. +49 (0)7071 97 97 0 \ Fax +49 (0)7071 97 97 11 \ info@narr.de \ www.narr.de